APHORISMES

SUR LES

MALADIES VÉNÉRIENNES

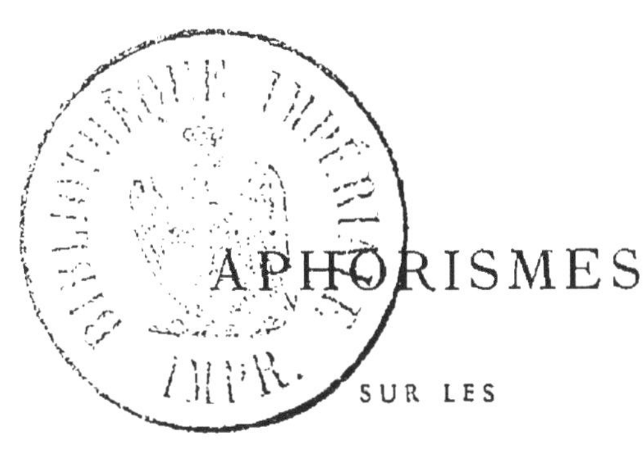

OUVRAGES SPÉCIAUX DE L'AUTEUR

1852. *Recherches historiques sur la doctrine des maladies vénériennes.* Br. in-8º.

1853. *Mémoire sur les fumigations mercurielles & iodées au moyen de trochisques ou clous fumants.* Br. in-8º.

1856. *Mémoire sur le traitement de la blennorrhagie uréthrale par les injections caustiques récurrentes.* Br. in-8º.

1857. *De l'eau distillée de copahu dans le traitement de la blennorrhagie* (Gazette des hôpitaux).

1858. *Examen des nouvelles doctrines sur la syphilis* (Moniteur des hôpitaux).

— *De la contagion des accidents secondaires de la syphilis* (ibid).

1859. *De l'accident primitif produit par la contagion physiologique ou artificielle des accidents secondaires* (ibid).

— *Lettre à M. Diday sur une nouvelle question relative à la transmission des accidents secondaires* (Gazette médicale de Lyon).

1860. *De l'unicité du virus vénérien* (Moniteur des hôpitaux).

1861. *Du chancre produit par la contagion des accidents secondaires.* 1 vol. in-8º.

1864. *Traité théorique & pratique des maladies vénériennes.* 1 fort vol. in-8º.

1865. *Unicisme & dualisme chancreux.* Br. in-8º.

PARIS. — J. CLAYE, IMPRIMEUR, RUE SAINT-BENOÎT, 7.

APHORISMES

SUR LES

MALADIES VÉNÉRIENNES

SUIVIS

D'UN FORMULAIRE RAISONNÉ

DES MÉDICAMENTS EMPLOYÉS DANS LE TRAITEMENT

DE CES MALADIES

PAR

Edmond LANGLEBERT

Docteur en médecine

Professeur libre de clinique & de pathologie spéciales.

Quæ scripsi, vidi.

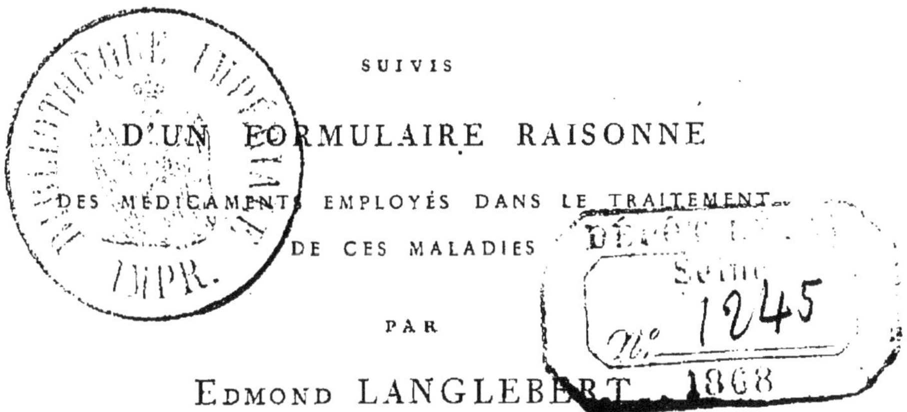

PARIS

ADRIEN DELAHAYE, ÉDITEUR

PLACE DE L'ÉCOLE-DE-MÉDECINE

—

1868

A

M. LE DOCTEUR CULLERIER,

ANCIEN CHIRURGIEN DE L'HOPITAL DU MIDI,
MEMBRE DE LA SOCIÉTÉ IMPÉRIALE DE CHIRURGIE,
OFFICIER DE LA LÉGION D'HONNEUR.

Très-honoré confrère et ami,

Je n'ai point oublié l'appui généreux que vous m'avez prêté, à l'époque où la découverte de la loi de transmission de la syphilis secondaire m'avait, ainsi qu'il arrive toujours en pareil cas, suscité de nombreuses rivalités. Vous seul m'avez soutenu dans la lutte, et, sans autre mobile que l'amour de la vérité, avez défendu mon œuvre contre d'injustes prétentions.

Permettez-moi donc de vous dédier ce

I

nouveau travail comme témoignage public
de ma reconnaissance.

Et s'il est vrai que les livres aient aussi
leurs destins, puisse celui-ci vivre aussi
longtemps que vivra dans la science et
dans la mémoire des gens de bien le nom
que vous portez.

A vous,

ED. LANGLEBERT.

Paris, le 20 novembre 1857.

PRÉFACE.

A syphiliographie a été de nos jours longuement agitée. Pour un instant même on put croire que cette branche importante de la médecine allait se perdre dans un chaos d'hypothèses & d'opinions contradictoires. Mais du choc des idées a jailli la lumière, & l'on peut dire aujourd'hui que sur la plupart des points qui naguère encore étaient en litige, la science est faite.

La non-identité de la blennorrhagie & de la syphilis, la contagiosité des accidents secondaires ne sont plus en question. Et si quelques dissentiments, plus apparents que réels, touchant l'étiologie du chancre simple & du chancre infectant, nous divisent encore en théorie, du moins sommes-nous tous d'accord dans la pratique, c'est-à-dire en ce qui regarde le diagnostic et le traitement de ces deux variétés de l'ulcère primitif.

Le moment m'a donc paru propice pour réunir & condenser sous une forme brève, amie de la mémoire, les faits généraux & les principes de la science des maladies vénériennes, faits & principes qu'une pratique déjà longue nous a permis de soumettre au contrôle de l'observation clinique, seul juge en cette matière : *quæ scripsi, vidi.*

En abordant un genre dont la littérature médicale s'honore d'avoir produit l'impérissable modèle, je ne me suis point dissimulé les difficultés & le danger d'une telle entreprise. Aussi bien ne me suis-je décidé à publier ces *Aphorismes,* qu'avec la pensée de réclamer pour eux toute l'indulgence du lecteur, & dans l'espoir que l'on reconnaîtrait au moins que je n'ai rien négligé pour faire chose bonne & utile.

E. L.

APHORISMES

SUR

LES MALADIES VÉNÉRIENNES

PREMIÈRE SECTION.

DE LA BLENNORRHAGIE.

PROLÉGOMÈNES, ÉTIOLOGIE.

ON entend par *blennorrhagie* une inflammation propre à certaines membranes muqueuses, & dont le caractère essentiel consiste en une sécrétion plus ou moins abondante de *muco-pus*, c'est-à-dire de mucus & de pus mélangés en proportions variables.

2. Appliqué sur une des muqueuses capables d'en subir l'action, le muco-pus blennorrhagique y provoque une inflammation semblable à celle qui lui a donné naissance.

3. Le simple contact de la matière blennorrhagique avec la muqueuse suffit pour en assurer
l'effet ; l'inoculation s'opère à la surface, sans
qu'il soit nécessaire que la membrane ait été
préalablement dépouillée de son épithélium.

4. Le pouvoir contagieux du muco-pus blennorrhagique varie suivant l'état inflammatoire de
la muqueuse : il est d'autant plus grand que la
phlegmasie est plus intense, & que la proportion
de pus que contient la matière sécrétée l'emporte
davantage sur celle du mucus.

5. C'est dans le globule purulent que réside
exclusivement le principe contagieux de la matière blennorrhagique. Un écoulement réduit à du
mucus pur cesse d'être transmissible.

6. Aucun caractère, chimique ou microsco-
pique, ne permet de distinguer le muco-pus
blennorrhagique de toute autre sécrétion muco-
purulente : rien ne révèle à nos sens son activité
contagieuse.

7. Les quelques parasites, animaux ou végétaux, dont le microscope a signalé la présence
dans la matière de certains écoulements blennorrhagiques, ne sont que des productions acciden-
telles. Ils peuvent naître ou cesser de vivre, sans
que la propriété contagieuse du muco-pus en soit
modifiée.

8. L'orgasme érotique favorise l'action contagieuse du muco-pus blennorrhagique ; mais il n'en est pas la condition nécessaire. Une sonde, un pinceau de charpie, un objet quelconque imprégnés de muco-pus, suffisent pour transmettre la maladie.

9. Recueilli & placé à l'abri du contact de l'air, le muco-pus blennorrhagique conserve pendant quelque temps son pouvoir contagieux. On peut même, lorsqu'il est récent, le délayer dans une certaine quantité d'eau, sans lui enlever son activité.

10. La blennorrhagie est une maladie toujours locale. Ce qu'on a appelé la *diathèse blennorrhagique* n'a jamais existé ailleurs que dans le cerveau de ceux qui l'ont inventée.

11. Les accidents consécutifs auxquels la blennorrhagie peut donner lieu n'ont aucune analogie avec les manifestations de la syphilis constitutionnelle. Ils sont simplement le résultat soit de réactions sympathiques sur des organes éloignés, soit d'une extension de la maladie à des organes voisins de son siége primitif.

12. La blennorrhagie peut être accidentellement compliquée de chancres, de plaques muqueuses ou autres lésions dépendant de la syphilis ; mais

il n'existe point de blennorrhagie essentiellement syphilitique.

13. Toutes les muqueuses de l'économie ne sont pas indistinctement ni également capables de subir la contagion blennorrhagique.

14. Les muqueuses de l'urèthre, du gland & du prépuce, celles de la vulve, du vagin & de l'utérus, la muqueuse anale & la conjonctive sont les seules sur lesquelles s'exerce d'une manière certaine l'activité contagieuse du muco-pus.

15. La muqueuse buccale, si souvent exposée à des contacts impurs, n'est jamais affectée de blennorrhagie.

16. Dans l'ordre des muqueuses que peut envahir la blennorrhagie, celle de l'urèthre occupe le premier rang. Cette membrane se distingue entre toutes par son extrême aptitude pour ce genre de phlegmasie.

17. Telle est, chez l'homme, la sensibilité de la muqueuse uréthrale pour la contagion blennorrhagique, que le plus léger contact des lèvres du méat avec une muqueuse affectée de blennorrhagie, suffit pour engendrer l'uréthrite.

18. Bien que dans l'acte sexuel la muqueuse glando-préputiale soit plus directement exposée

que celle de l'urèthre à la contagion, la blennorrhagie du gland & du prépuce *(balano-posthite)*
est cependant beaucoup moins fréquente que la
blennorrhagie uréthrale.

19. Chez la femme, la blennorrhagie peut occuper à la fois ou successivement toute l'étendue de la muqueuse génito-urinaire, c'est-à-dire
l'urèthre & le conduit vulvo-utérin. Mais elle
peut également se limiter à l'une des parties de
l'appareil sexuel : vulve, vagin, urèthre, utérus.

20. Diverses régions du corps où la peau,
plus-molle & plus humide, présente, sous ce rapport, une certaine analogie avec les muqueuses,
peuvent devenir accidentellement le siége d'écoulements blennorrhoïdes. Telles sont, chez les personnes chargées de graisse, le pli génito-crural,
la face interne & supérieure des cuisses, le nom-
bril.

21. Le pouvoir contagieux du muco-pus blennorrhagique n'est pas seulement en rapport avec
l'intensité de l'inflammation ; il varie encore suivant le siége & la nature des muqueuses affectées.

22. Plus une muqueuse est apte à contracter la
blennorrhagie, plus son muco-pus est propre à
transmettre une maladie semblable.

23. De tous les écoulements blennorrhagiques

ayant leur source dans les organes génito-urinaires des deux sexes, c'est celui de l'urèthre qui possède au plus haut degré le pouvoir contagieux.

24. Le muco-pus de l'ophthalmie blennorrhagique est doué d'une activité contagieuse peu différente de celle qui distingue le muco-pus uréthral. Transporté de l'œil dans l'urèthre ou dans le vagin, il en produit l'inflammation d'une manière aussi prompte que fatale.

25. La matière blennorrhagique n'est pas le seul agent capable d'engendrer la blennorrhagie.

26. Toute cause d'irritation, toute influence directe ou sympathique suffisante pour enflammer une membrane muqueuse peut, dans certaines circonstances, & plus particulièrement dans l'acte sexuel, déterminer une blennorrhagie en tout semblable à celles qui résultent de la contagion proprement dite.

27. La cause la plus fréquente, la plus vulgaire de la blennorrhagie uréthrale chez l'homme, vient de l'abus des plaisirs sexuels avec des femmes atteintes de leucorrhée, affection si commune, surtout dans les grandes villes, où tant de conditions favorisent le développement du catarrhe utérin, sa source habituelle.

28. La blennorrhagie peut être le résultat de rapports sexuels trop multipliés entre deux individus sains, mais échauffés par des excès de table, les fatigues d'un bal, une orgie nocturne, toutes causes qui rendent les sécrétions plus âcres & les tissus plus irritables.

29. Non seulement le flux leucorrhéïque, mais encore le sang des règles & l'écoulement lochial peuvent, sous l'influence d'excès vénériens, acquérir une âcreté suffisante pour engendrer chez l'homme, l'uréthrite ou la balano-posthite.

30. La plupart des femmes donnent la chaudepisse sans en être elles-mêmes affectées. Cette maladie, bien que n'étant pas absolument rare chez la femme, est cependant beaucoup moins fréquente que chez l'homme.

31. Une blennorrhagie exclusivement bornée au canal de l'urèthre est presque toujours, chez la femme, la conséquence d'une contamination vénérienne, c'est-à-dire de rapports sexuels avec un homme atteint lui-même d'un écoulement uréthral.

32. Si la contagion blennorrhagique est la cause ordinaire, à peu près constante, du développement de l'uréthrite chez la femme, il n'en est pas de même pour la vulvite, la vaginite & la blennorrhagie utérine, lesquelles se produisent le

plus souvent en dehors de toute relation suspecte, & sous l'influence des causes excitantes les plus variées.

33. Il n'est pas rare d'observer chez des petites filles de six à douze ans des inflammations aiguës de la vulve & de l'entrée du vagin, avec rougeur vive, gonflement, excoriation des parties, écoulement abondant de matière puriforme, &c. Ces inflammations sont ordinairement dues à des attouchements secrets ou à des tentatives de viol; mais elles peuvent aussi se développer spontanément, surtout à l'époque de la seconde dentition.

34. Pour qu'une blennorrhagie se produise en vertu de causes étrangères à la contagion proprement dite, il faut généralement soit une prédisposition particulière, soit l'influence adjuvante d'une excitation vénérienne violente ou longtemps soutenue.

35. Une femme se livre le même jour à plusieurs hommes : elle donne la chaudepisse aux uns & rien aux autres. Ce fait, que l'on observe assez souvent, démontre, relativement à la blennorrhagie, la valeur étiologique des prédispositions individuelles.

36. Le tempérament lymphatique, la scrofule, la dartre, l'arthritis, l'irritabilité naturelle ou acquise du système muqueux, les hémorrhoïdes,

la gravelle, l'abus des boissons alcooliques & surtout de la bière, prédisposent à la blennorrhagie.

37. Une première blennorrhagie, si elle est
intense ou de longue durée, laisse généralement
après elle, dans les parties qui en ont été le
siége, une disposition morbide, un foyer latent
d'irritation, qui rend ces parties beaucoup plus
sensibles qu'elles ne l'étaient auparavant à l'action
des causes communes de cette maladie.

38. A la suite de plusieurs blennorrhagies ou
même d'une seule suffisamment grave ou prolongée, il ne faut bien souvent que la cause excitante la plus simple, une fatigue musculaire, un
excès de boisson, pour rappeler l'inflammation
sur la muqueuse précédemment affectée.

39. La facilité avec laquelle on contracte la
blennorrhagie s'accroît en raison du nombre &
de la durée des blennorrhagies antérieures.

40. La prédisposition à la blennorrhagie que
crée la blennorrhagie elle-même, n'est qu'un cas
particulier d'une loi générale applicable à toutes
les muqueuses : une première inflammation des
bronches, du larynx, aussi bien que de l'urèthre
ou du vagin, prédispose à en contracter une
autre.

41. Telle influence locale ou constitutionnelle

prédisposant à telle maladie peut, dans certains cas, agir avec assez d'énergie pour en devenir la cause déterminante. C'est ainsi que des hémorrhoïdes, la gravelle, le voisinage d'une éruption dartreuse donnent parfois naissance à des écoulements de l'urèthre ou du vagin.

42. Un prépuce trop long ou trop étroit, la trop grande largeur du méat uréthral, l'hypospadias, le volume disproportionné du pénis sont autant de conditions nuisibles à la sécurité des rapports sexuels.

43. Le contact journalier d'un même irritant peut émousser à la longue la sensibilité des organes, au point de les rendre complétement réfractaires à son action. De là ce fait bien connu de blennorrhagies résultant de relations passagères avec une femme dont l'amant habituel reste en parfaite santé.

44. La prédisposition à la blennorrhagie n'a d'importance réelle qu'à l'égard des causes étrangères à la contagion proprement dite. Devant le pouvoir contagieux du muco-pus blennorrhagique, son influence, sans disparaître entièrement, ne joue plus qu'un rôle secondaire.

45. Quelle que soit la cause qui la produise, la blennorrhagie est une & toujours identique.

46. La distinction que certains auteurs ont voulu établir entre une blennorrhagie prétendue virulente & une blennorrhagie simplement inflammatoire, n'est qu'une pure hypothèse.

47. Blennorrhagie uréthrale et uréthrite, blennorrhagie vaginale & vaginite n'expriment, en réalité, qu'un seul & même état morbide : l'inflammation de l'urèthre ou du vagin.

48. Pris dans son sens étymologique, le mot blennorrhagie (écoulement de mucus) indique le symptôme dominant de l'uréthrite, de la vaginite, &c. L'usage, d'accord avec la clinique, a donc pu consacrer la synonymie de ces expressions.

49. Aucun caractère différentiel ne permet de distinguer une blennorrhagie de contagion, c'est-à-dire causée par le contact du muco-pus blennorrhagique, d'une blennorrhagie résultant, par exemple, d'excès vénériens avec une femme affectée d'un simple catarrhe utérin ou ayant ses règles.

50. Sauf le cas d'uréthrite chez la femme, lequel est presque toujours le signe d'une contagion, il est impossible, une blennorrhagie étant donnée, de savoir *à priori* dans quelles conditions de santé se trouve la personne qui l'a communiquée.

51. Les différences que l'on observe dans les symptômes, dans la marche & dans la durée de telle ou telle blennorrhagie, tiennent moins aux conditions dans lesquelles celle-ci a été contractée, qu'à la constitution & à la manière de vivre des individus qui en sont atteints.

52. Une ophthalmie purulente développée spontanément, sans cause connue, produit une sécrétion de matière puriforme, dont le contact avec la muqueuse de l'urèthre ou du vagin détermine une blennorrhagie uréthrale ou vulvo-vaginale parfaitement caractérisée.

53. Toute blennorrhagie de l'urèthre ou du vagin, qu'elle provienne de contagion ou d'excès vénériens, donne lieu à un écoulement toujours capable, pourvu qu'il soit purulent, de transmettre une blennorrhagie semblable à celle dont il procède.

54. La source principale de l'écoulement blennorrhagique est dans les cryptes ou follicules muqueux. Il est probable qu'à ces organes appartient spécialement le privilége de sécréter du pus contagieux, quelle que soit la cause qui en ait déterminé l'inflammation.

DEUXIÈME SECTION.

SUITE DE LA BLENNORRHAGIE.

SYMPTOMES.

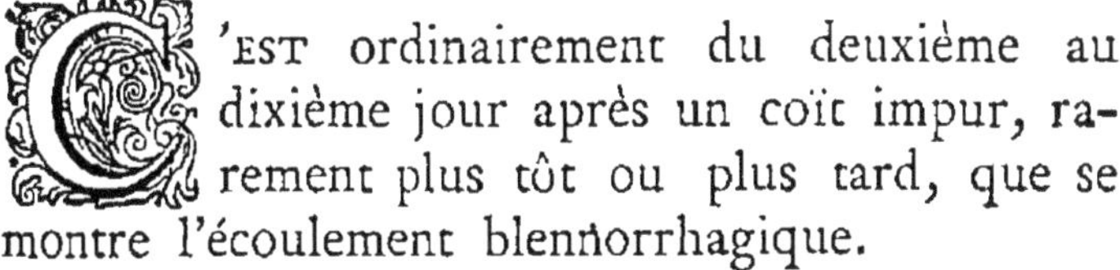'EST ordinairement du deuxième au dixième jour après un coït impur, rarement plus tôt ou plus tard, que se montre l'écoulement blennorrhagique.

2. Une blennorrhagie peut être totale ou partielle, c'est-à-dire occuper toute l'étendue ou seulement quelques points isolés de la muqueuse qu'elle affecte.

3. Plus une blennorrhagie est intense, plus elle a de tendance à se localiser.

4. Il est rare qu'une uréthrite ou une vaginite franchement aiguë occupe, dans le même temps, toute l'étendue de l'urèthre ou du vagin. Ce caractère appartient plutôt aux blennorrhagies légères, sub aiguës, de forme catarrhale.

5. Presque toujours la blennorrhagie com-

mence, chez l'homme comme chez la femme, par les parties les plus externes des conduits génito-urinaires. Abandonnée à elle-même, elle tend à se propager ensuite d'avant en arrière, jusqu'aux parties profondes de ces conduits.

6. Une blennorrhagie ne peut débuter, chez l'homme, dans la profondeur de l'urèthre, qu'en vertu d'une prédisposition locale, résultant soit de longs excès vénériens, soit d'une ou de plusieurs blennorrhagies ayant déjà occupé cette région.

7. L'inflammation blennorrhagique du col utérin & du cul-de-sac vaginal se développe quelquefois d'emblée, par contagion directe; mais le plus ordinairement elle est la conséquence de l'extension progressive d'une vaginite qui a commencé par l'orifice externe du conduit vulvo-utérin.

8. Quand l'inflammation blennorrhagique se produit d'emblée dans les parties postérieures de l'urèthre ou du vagin, elle a peu de tendance à progresser d'arrière en avant. Si elle rayonne au delà de son siége primitif, c'est plutôt vers les organes adjacents & plus profonds, tels que la vessie, la prostate, les vésicules séminales, la matrice & les ovaires.

9. De tous les symptômes de la blennorrhagie, la douleur est celui qui offre le plus de variations.

10. Tantôt la douleur précède l'écoulement blennorrhagique ou se manifeste en même temps que lui ; tantôt elle ne se fait sentir, au moins d'une manière vive, qu'un certain temps après l'apparition du muco-pus.

11. L'activité de la sécrétion blennorrhagique est loin de présenter un rapport constant avec l'intensité de la douleur.

12. Il est commun de voir des écoulements blennorrhagiques très-abondants s'établir & persister, sans que le malade éprouve aucune souffrance locale. Réciproquement, la blennorrhagie peut donner lieu à des douleurs intenses, bien que l'écoulement soit faible ou presque nul.

13. Une douleur vague & sourde dans la région ano-périnéale, un besoin incessant & impérieux d'excréter l'urine, dont les dernières gouttes produisent, en traversant l'urèthre, la sensation d'un liquide brûlant, sont autant de symptômes qui annoncent l'extension de l'uréthrite aux parties profondes du canal.

14. Il arrive souvent, quand la blennorrhagie de l'urèthre a gagné le col de la vessie, que les dernières gouttes d'urine sont teintées de sang. Ce symptôme, qui effraye beaucoup les malades, ne présente généralement aucun danger.

15. Les caractères physiques de l'écoulement

uréthral varient suivant le siége de l'inflammation. Tant que l'uréthrite aiguë ne dépasse pas le
bulbe, le muco-pus reste épais, crémeux, homo-
gène, jaune verdâtre ou rouillé; il devient plus
léger, plus fluide & d'une teinte moins foncée,
quand il prend sa source dans la région mem-
brano-prostatique.

16. Au moment où la blennorrhagie de l'urèthre envahit le col de la vessie, on observe, dans
la plupart des cas, une diminution notable de
l'écoulement. Mais cet effet n'est que momen-
tané; l'écoulement reprend son cours & reparaît
tel qu'il était auparavant, dès que les symptômes
de cystite commencent à s'amender.

17. Un des symptômes les plus caractéristiques
de l'uréthrite profonde est la contraction spasmo-
dique du col vésical, d'où résulte une gêne pas-
sagère & intermittente dans l'émission de l'urine,
avec surcroît de douleur vers la fin de la miction.

18. C'est principalement pendant la nuit, après
que le sommeil a permis à l'urine de s'accumuler
dans la vessie, que se produit, chez les individus
atteints d'une uréthrite profonde, la contraction
du col vésical. La difficulté d'uriner devient alors
d'autant plus grande que le besoin en est plus
pressant.

19. L'urèthre chez la femme étant beaucoup

plus court que chez l'homme, le col vésical se trouve par cela même plus exposé aux atteintes de la blennorrhagie. Aussi l'uréthrite chez la femme s'accompagne-t-elle plus fréquemment que chez l'homme des phénomènes morbides qui caractérisent l'inflammation des parties profondes du canal.

20. Chez la femme, la miction peut être très-douloureuse, bien que l'urèthre ne soit pas enflammé ; il suffit que la blennorrhagie occupe la moitié inférieure de la vulve. Le même effet se produit chez l'homme dans la balano-posthite compliquée de phimosis inflammatoire.

21. La blennorrhagie vaginale est d'autant moins douloureuse qu'elle est plus profondément située.

22. Très-souvent on rencontre des femmes chez lesquelles le spéculum met en évidence de larges ulcérations du col utérin, dont nulle souffrance locale n'avait jusqu'alors permis de soupçonner l'existence.

23. Lorsqu'une blennorrhagie touche à son déclin, le symptôme qui s'efface le premier est la douleur. L'écoulement ne cesse jamais que le dernier, souvent même longtemps après que tous les autres symptômes ont disparu.

24. Une première blennorrhagie est générale-

ment plus aiguë & plus douloureuse que celles qui la suivent.

25. Indépendamment de la sécrétion muco-purulente, qui est le symptôme caractéristique de la blennorrhagie, cette maladie peut donner lieu à diverses lésions anatomiques, dont les plus communes sont la rougeur & l'injection de la muqueuse & de ses follicules.

26. Quand la blennorrhagie prend le type phlegmoneux, à la rougeur & à l'injection de la muqueuse s'ajoute l'engorgement inflammatoire du tissu cellulaire ambiant, d'où résultent le plus souvent des indurations plastiques de ce tissu, quelquefois des abcès.

27. Les érosions superficielles que l'on observe dans la balano-posthite & dans la vulvite, n'intéressent que l'épithélium. Elles sont d'un rouge vif, larges, molles, sans forme déterminée ; leurs bords, irrégulièrement découpés, n'ont pas d'épaisseur sensible. •

28. De toutes les muqueuses susceptibles d'être affectées de blennorrhagie, c'est celle du col utérin qui offre le plus de tendance à s'ulcérer.

29. Rarement l'uréthrite aiguë se complique d'ulcérations. Dans la plupart des cas, l'inflam-

mation borne ses effets à la rougeur & à l'injection de la muqueuse, sans aucune perte de substance.

30. Dans quelques cas de blennorrhagie, particulièrement dans la vaginite & dans la conjonctivite purulente, la muqueuse se couvre de granulations, formant à sa surface de petites saillies d'un rouge vif, tantôt isolées, tantôt & le plus souvent réunies par groupes.

31. Les granulations de la vaginite, de l'ophthalmie purulente, ainsi que celles qui se produisent parfois dans l'uréthrite chronique, ne constituent pas, comme on l'a prétendu, une lésion spécifique. Elles ne sont qu'un épiphénomène, un symptôme local dû à l'hypertrophie inflammatoire des papilles ou des cryptes muqueux.

32. Un des effets les plus communs de la blennorrhagie est le développement de végétations de diverses formes *(choux-fleurs, poireaux, crêtes de coq,* &c.), lesquelles prennent naissance soit sur les muqueuses primitivement malades, soit sur celles qui ont subi le contact prolongé du muco-pus.

33. La blennorrhagie n'est pas la seule cause des végétations. Le chancre simple, le chancre infectant, ainsi que toutes les autres lésions syphilitiques des muqueuses peuvent en être également suivis.

34. Des végétations entièrement semblables par leur forme & par leur structure anatomique aux végétations qui ont pour origine la blennorrhagie ou la syphilis, s'observent parfois chez des individus qui n'ont jamais eu de maladie vénérienne.

35. Les végétations ne sont pas contagieuses. Leur développement paraît être sous la dépendance d'une prédisposition particulière, d'une sorte de diathèse, en dehors de laquelle les irritants locaux, qui n'en sont que la cause apparente, ne sauraient leur donner naissance.

36. Les diverses lésions anatomiques que produit la blennorrhagie n'ont aucun caractère spécifique. Une uréthrite, une vaginite ne diffèrent, sous ce rapport, d'un coryza ou d'une bronchite, qu'en raison des modifications de lieu, de texture & de fonctions des muqueuses affectées.

TROISIÈME SECTION.

SUITE DE LA BLENNORRHAGIE.

DIAGNOSTIC ET PRONOSTIC.

LE diagnostic de la blennorrhagie est, en général, chose facile. Chacune de ses variétés se traduit, chez l'homme comme chez la femme, par des signes pathognomoniques qui suffisent, dans la plupart des cas, pour en faire immédiatement connaître le siége précis, la forme & le degré d'intensité.

2. La blennorrhagie peut être accidentellement compliquée de chancres primitifs, simples ou infectants, dont le siége profond échappe à la vue (*chancres larvés*). Tels sont les chancres de l'urèthre & du col utérin, ceux du gland ou du prépuce dans le cas de phimosis.

3. Il importe de ne pas confondre avec la blennorrhagie proprement dite certains écoulements blennorrhoïdes, pouvant résulter soit de chancres larvés, soit de plaques muqueuses, d'ul-

cérations secondaires ou autres lésions de nature syphilitique.

4. Un écoulement peu épais, mal lié, séreux ou séro-sanguinolent ; une douleur circonscrite en un point fixe plus ou moins induré ou tuméfié ; la présence dans l'aine d'un bubon aigu ou d'un engorgement ganglionnaire multiple, dur & indolent... sont autant de signes qui doivent faire soupçonner l'existence d'un chancre larvé.

5. L'inoculation, faite sur le malade même, n'a de valeur absolue, comme élément de diagnostic d'un chancre larvé, que si le résultat qu'elle donne est positif. Dans le cas contraire, le doute n'est pas levé.

6. Si le résultat de l'inoculation est positif, il est *certain* qu'un chancre existe sur un des points cachés de la muqueuse, & il est *probable* que ce chancre est simple, non infectant.

7. Une induration partielle de l'urèthre ne suffit pas, en l'absence de tout autre signe, pour établir l'existence d'un chancre uréthral, cette induration pouvant être & n'étant le plus souvent que le résultat d'un engorgement inflammatoire des follicules muqueux ou du tissu cellulaire ambiant.

8. Le chancre infectant ne s'inoculant pas d'une manière constante sur l'individu qui le

porte, sa présence, lorsqu'il siége sur un point inaccessible à la vue, ne peut donner lieu qu'à des signes de présomption, dont le plus caractéristique est l'engorgement multiple, dur & indolent des ganglions correspondants.

9. Les chancres de l'urèthre, simples ou infectants, occupent presque toujours le méat. Il est très-rare, si tant est que cela existe, qu'ils se développent au delà de la fosse naviculaire.

10. Chez les individus ayant un phimosis inflammatoire, l'inoculation peut être l'unique moyen qui permette de distinguer sûrement le chancre simple de la balano-posthite. Mieux vaut néanmoins rester dans le doute que d'avoir recours à ce procédé dangereux & inutile pour le malade.

11. Il n'est aucune maladie dont le pronostic soit plus variable & plus incertain que celui de la blennorrhagie uréthrale.

12. Une chaudepisse commence, qui peut dire quand elle finira !

13. Plus une blennorrhagie de l'urèthre est profondément située, plus elle est tenace, susceptible de récidiver & de passer à l'état chronique.

14. Obtenir une prompte sédation des symp-

tômes aigus de l'uréthrite est ordinairement chose
facile; mais faire cesser complétement & sans retour le suintement de la période finale, *hoc opus,
hic labor est!*

15. Au moment où une chaudepisse semble
approcher de son terme, on la voit quelquefois,
sans cause appréciable, revenir tout à coup à
l'état aigu. Il est rare cependant que l'inflammation reprenne alors le degré d'acuïté qu'elle pré-
sentait à son début.

16. Une uréthrite que l'on croyait guérie depuis huit, quinze, vingt jours & même plus, peut
se reproduire spontanément, disparaître & revenir encore plusieurs fois. Telle est l'uréthrite
dite *intermittente* ou *chaudepisse à répétition.*

17. La reprise de l'écoulement est ordinairement le seul symptôme qui marque le retour
spontané d'une uréthrite. Rarement reparaissent
la douleur en urinant, la rougeur & le gonflement des lèvres du méat, les érections pénibles &
autres phénomènes morbides qui caractérisent
normalement la première période d'une blennorrhagie aiguë.

18. L'uréthrite intermittente a pour siége habituel les parties profondes de l'urèthre. Dans
cette région d'une organisation complexe & déli-
cate, la phlegmasie, éteinte en apparence, peut se

maintenir à l'état latent, jusqu'au moment où une excitation quelconque la fera éclater de nouveau.

19. La plupart des malades sont enclins à considérer chaque nouvelle chaudepisse qu'ils contractent, non comme le fait d'une contagion récente, mais comme le retour d'une ancienne uréthrite mal guérie. C'est au médecin à reconnaître ce qu'il peut y avoir de vrai ou de faux dans cette idée, qui trop souvent n'a pour mobile qu'un sentiment d'amour-propre ou de galanterie mal placée.

20. Quand une blennorrhagie aiguë a produit l'engorgement plastique des parois de l'urèthre, il ne faut guère compter sur la disparition définitive de l'écoulement, tant que persiste cet engorgement, c'est-à-dire tant que le canal reste dur, tuméfié & tendu comme si une sonde ou une bougie en remplissait la cavité.

21. La persistance de la douleur en urinant ou pendant l'érection, alors même que tous les autres symptômes de l'uréthrite auraient complétement disparu, est un signe de mauvais augure. Le moindre écart de régime suffit, dans ce cas, pour rappeler l'écoulement.

22. La durée de la blennorrhagie n'est pas toujours en rapport avec la violence de ses symptômes.

23. Une blennorrhagie légère en apparence, indolente, sub-aiguë, dure quelquefois plus qu'une blennorrhagie franchement inflammatoire. Tel est le cas de certaines blennorrhagies de forme catarrhale qui débutent & se fixent d'emblée dans la profondeur de l'urèthre ou du vagin.

24. De toutes les variétés de la blennorrhagie chez l'homme, la balanite ou balano-posthite non compliquée de phimosis, est la plus bénigne, la seule qui offre une tendance réelle à se guérir vite & spontanément.

25. Quand la balano-posthite se complique de phimosis, le pronostic est moins favorable. Non-seulement la guérison en est alors plus difficile, mais encore le prépuce est exposé à devenir le siége d'une inflammation phlegmoneuse, laquelle peut se terminer soit par des abcès, soit par la gangrène.

26. La vulvite superficielle, très-analogue par ses symptômes à la balano-posthite simple, est, comme celle-ci, d'une guérison ordinairement prompte & facile.

27. Quelquefois la vulvite prend le type phlegmoneux. L'inflammation peut alors s'étendre aux organes voisins, particulièrement aux cryptes sous-muqueux & aux glandes vulvo-vaginales; d'où la formation d'abcès plus ou moins volumi-

neux dans l'épaisseur des grandes ou des petites
lèvres.

28. Aux abcès de la vulve succèdent fréquemment de petits kystes fistuleux, dont la suppuration, continue ou intermittente, tend sans cesse à reproduire de nouveaux abcès. La guérison de ces kystes, rarement spontanée, n'est pas toujours chose facile à obtenir.

29. L'uréthrite chez la femme est moins grave que chez l'homme. Au point de vue du pronostic, elle tient le milieu entre la vulvite & la vaginite.

30. La présence de granulations dans la vaginite, complication à laquelle prédispose particulièrement l'état de grossesse, est un obstacle à la guérison de cette maladie, & l'une des principales causes qui peuvent la faire passer à l'état chronique.

31. Aucune maladie vénérienne n'est plus opiniâtre que la blennorrhagie utérine, surtout chez les femmes qui ont eu des enfants.

32. L'engorgement douloureux des ganglions inguinaux, qui, chez l'homme, accompagne fréquemment l'uréthrite à son début, ne se termine que très-rarement par suppuration. On peut donc, à cet égard, rassurer les malades, pour qui ce symptôme est toujours une cause d'inquiétude.

33. Dans les cas, relativement fort rares, ou l'adénite inguinale, compliquant une uréthrite, vient à suppurer, c'est toujours un bubon simple, non virulent, qui prend naissance.

34. Les petits abcès, dits péri-uréthraux, que produit parfois l'uréthrite aiguë, peuvent s'ouvrir dans l'urèthre ou extérieurement. L'ouverture dans l'urèthre est la plus fâcheuse, en ce sens qu'elle peut avoir, pour conséquence la formation de fistules urinaires, toujours difficiles à guérir.

35. Pour que l'uréthrite donne lieu à l'épididymite ou à l'orchite blennorrhagique, il est nécessaire que l'inflammation occupe la région prostatique de l'urèthre.

36. Le développement de l'épididymite dépend moins de l'intensité que de la durée de l'inflammation uréthrale. Le plus souvent, en effet, cet accident ne se produit que quand l'uréthrite, déjà ancienne, est réduite pour tout symptôme à un léger suintement à peine perceptible.

37. Le médecin appelé à traiter une uréthrite profonde doit, dans l'intérêt de l'art & du malade, prévenir aussitôt celui-ci de l'invasion possible d'une épididymite. Sans cette précaution, il court le risque, l'accident venant à se déclarer, de se voir accusé d'en être la cause, ou tout au moins d'avoir manqué de prévoyance.

38. Ce qui fait de l'épididymite blennorrhagique une affection sérieuse, c'est l'engorgement
plastique de l'épididyme auquel elle donne lieu
fatalement ; cet engorgement pouvant avoir pour
effet, lorsqu'il est bi-latéral, d'oblitérer en totalité
les conduits spermatiques, &, par suite, de rendre
le sperme infécond.

39. Les individus dont le sperme est devenu
infécond par oblitération complète des épidi-
dymes, ne sont pas pour cela impuissants. Ils ont
les mêmes désirs & le même pouvoir d'y satisfaire;
leur sperme lui-même, sauf l'absence des sperma-
tozoïdes, n'a subi aucune modification apparente.

40. Les indurations plastiques de l'épididyme
ne se résolvent que très-lentement ; il faut en général plusieurs mois pour obtenir ce résultat. Dans
quelques cas même, ces indurations persistent indéfiniment, malgré tout ce que l'on a pu faire pour
en délivrer le malade.

41. Jamais l'inflammation blennorrhagique
n'envahit le corps du testicule, de manière à produire l'orchite proprement dite, sans avoir préalablement affecté l'épididyme.

42. Comme l'épididymite, l'orchite vraie peut
se terminer par résolution ou par induration ;
mais souvent aussi elle aboutit soit à la suppuration, soit à la gangrène du testicule (*fongus bénin*).

43. Chez la femme, l'inflammation blennorrhagique peut se propager de l'utérus aux ovaires &
à leurs ligaments, de la même manière qu'elle
s'étend, chez l'homme, de l'urèthre à l'épididyme
& au testicule.

44. L'état chronique de phlogose ou de con-
gestion dans lequel se trouvent habituellement,
chez les prostituées, l'utérus & ses annexes, est
la cause probable de la stérilité relative que l'on
observe chez la plupart d'entre elles.

45. Un malade ayant une uréthrite profonde
éprouve tout à coup, dans la région ano-périnéale, une douleur gravative, qui augmente lorsqu'il se tient assis, ou pendant les efforts de la
défécation. Ce symptôme·est l'indice certain de
l'invasion, ou au moins de l'imminence d'une
prostatite aiguë.

46. Il faut éviter de confondre l'irritation
sympathique de la prostate, complication très-
fréquente de l'uréthrite profonde, avec l'inflammation de cette glande, accident heureusement
peu commun.

47. Quand la prostate est simplement irritée,
elle sécrète abondamment; le contraire a lieu
quand elle est enflammée. Dans ce dernier cas,
l'écoulement uréthral est plutôt diminué qu'aug-
menté; souvent même il se supprime complétement.

48. La prostatite aiguë a une marche rapide ; elle peut se terminer par résolution, ce qui est le cas le plus ordinaire, par suppuration ou par induration hypertrophique de la prostate. Cette dernière terminaison ne s'observe généralement que chez les individus d'un âge avancé.

49. Lorsque chez un malade affecté depuis plusieurs jours d'une prostatite aiguë, se produisent des frissons subits, irréguliers, redoublant vers le soir, il y a lieu de craindre la formation d'un abcès prostatique.

50. Les abcès de la prostate ont une grande tendance à s'ouvrir du côté de l'urèthre ; mais ils peuvent également se faire jour dans le rectum ou au périnée. L'ouverture dans l'urèthre est la moins dangereuse ; elle est ordinairement suivie d'un soulagement immédiat, avant-coureur d'une guérison beaucoup plus prompte que ne pouvaient le faire espérer la violence & la gravité des symptômes précédemment observés.

51. Il existe entre l'uréthrite & le développement d'une certaine forme de rhumatisme (arthrite blennorrhagique) un rapport de cause à effet, dont on n'a pu donner jusqu'à présent aucune explication satisfaisante, mais dont il est impossible de contester la réalité, aussi bien chez la femme que chez l'homme.

52. L'ophthalmie blennorrhagique, la plus redoutable de toutes les maladies vénériennes, sans en excepter la syphilis elle-même, est toujours le résultat d'une contagion directe, c'est-à-dire du transport dans l'œil du muco-pus blennorrhagique.

53. Aucun signe différentiel, sauf peut-être l'extrême violence & la rapidité foudroyante de ses symptômes, ne permet de distinguer l'ophthalmie blennorrhagique des autres conjonctivites purulentes. L'examen des organes génitaux peut seul mettre sur la voie du diagnostic.

54. Il faut bien se garder de prendre pour un commencement d'ophthalmie blennorrhagique la conjonctivite simple, la blépharite, l'iritis ou autres maladies communes de l'œil & des paupières, qui peuvent survenir pendant le cours d'une uréthrite. L'erreur pourrait être ici très-préjudiciable au malade, si le médecin, trop prompt à s'alarmer, appliquait à ces affections, relativement bénignes, le rude traitement que réclame la blennorrhagie conjonctivale.

QUATRIÈME SECTION.

SUITE DE LA BLENNORRHAGIE.

FORME CHRONIQUE.

IL peut se faire que la blennorrhagie prenne, dès son début, la forme chronique. Mais en général la blennorrhagie chronique (*blennorrhée*) succède à la blennorrhagie aiguë.

2. Un traitement mal dirigé, des écarts de régime & surtout l'abus du coït ou de la masturbation, pendant la période de déclin d'une blennorrhagie aiguë, sont les causes les plus ordinaires du passage de cette maladie à l'état chronique.

3. La chaudepisse est par elle-même difficile à guérir ; mais sa prolongation indéfinie n'est due le plus souvent qu'au défaut de suite & de persévérance dans le régime & dans le traitement.

4. La plupart des malades chez qui la blennorrhagie a pris la forme chronique, ne doivent ce fâcheux résultat qu'au trop d'empressement

qu'ils ont mis à cesser toute médication, & à reprendre leur vie habituelle avant d'être complétement guéris.

5. Divers états constitutionnels, tels que le lymphatisme, l'anémie, la scrofule, les dispositions catarrhale, dartreuse, arthritique, &c., favorisent la tendance naturelle de la blennorrhagie à prendre la forme chronique.

6. Toute irritation voisine d'une muqueuse affectée d'écoulement blennorrhagique tend, par sympathie, à entretenir cet écoulement. C'est ainsi que l'herpès & l'eczéma du prépuce, du scrotum ou de la vulve, le prurit de l'anus, les hémorrhoïdes, la gravelle, peuvent mettre obstacle à la guérison des blennorrhagies de l'urèthre ou du vagin.

7. La blennorrhée, comme toutes les autres affections chroniques des muqueuses, est surtout commune dans les pays froids & humides. Dans nos climats, c'est au printemps & en automne qu'elle se produit le plus fréquemment.

8. Parmi les causes de la blennorrhée, il convient de placer la faiblesse & le relâchement des tissus, particulièrement aux orifices excréteurs des cryptes ou follicules muqueux.

9. Deux formes distinctes caractérisent chez

l'homme la blennorrhée : tantôt c'est un suintement continu qui entretient l'urèthre dans un
état permanent d'humidité (*suintement habituel*) ;
tantôt c'est un écoulement intermittent qui ne se
montre qu'à certaines heures du jour, le matin
principalement, sous l'apparence d'une simple
goutte (*goutte militaire*).

10. Le suintement habituel, simple effet d'une
hypersécrétion des follicules de l'urèthre, est constitué par un mucus légèrement visqueux, clair
ou opalin, dépourvu de globules purulents.

11. Un muco-pus jaunâtre, plus ou moins
épais, forme la goutte militaire. Ce symptôme est
constamment l'indice d'une phlogose limitée à un
ou plusieurs points du canal, au niveau desquels
la muqueuse est fréquemment ulcérée, ou parfois
recouverte de granulations.

12. L'uréthrite chronique est la cause la plus
ordinaire des rétrécissements organiques de l'urèthre ; elle peut en être également l'effet, en ce
sens que ceux-ci, une fois formés, deviennent à
leur tour une source permanente d'écoulements
blennorrhéiques.

13. Rien n'est plus facile que de reconnaître
la blennorrhée chez l'homme ; mais là n'est pas
le diagnostic. Le point important est de découvrir

les lésions anatomiques auxquelles l'écoulement se rattache.

14. La première chose à faire, dans le diagnostic de la blennorrhée uréthrale, est de déterminer si la maladie est essentielle ou si elle est symptomatique d'un rétrécissement.

15. Un rétrécissement de l'urèthre peut exister depuis un temps même assez long, sans qu'aucune modification apparente dans l'émission de l'urine en ait encore averti le malade. L'exploration du canal par le catéthérisme est donc, dans tous les cas de blennorrhée uréthrale, d'une absolue nécessité.

16. Le cathétérisme est le seul moyen qui permette de distinguer immédiatement la contracture permanente du col vésical, dont se complique parfois l'uréthrite chronique, des rétrécissements organiques de l'urèthre, avec lesquels on pourrait aisément la confondre, en ne tenant compte que des troubles observés dans la miction.

17. La blennorrhée a une durée indéterminée; elle peut persister pendant des mois & des années, avec des alternatives d'apaisement & de recrudescence, dont il est bien difficile de prévoir le terme.

18. Quelquefois la blennorrhée disparaît d'elle-même & subitement, alors que rien ne semblait

annoncer cette heureuse terminaison. Ce cas est néanmoins fort rare ; pour le plus grand nombre des malades , la guérison n'est que le prix d'une longue persévérance dans le traitement.

19. Un malade ayant une blennorrhée contracte une blennorrhagie aiguë. Il peut arriver que la guérison de celle-ci entraîne la guérison de l'autre ; mais il faut, en général, peu compter sur ce genre d'homœopathie.

20. La blennorrhée est, pour la plupart des malades, une cause de tourment moral. Chez quelques-uns même ce trouble de l'esprit persiste après la guérison, & dégénère en une sorte d'hypocondrie dont on ne parvient pas toujours à les délivrer.

21. Une complication assez fréquente de l'uréthrite chronique est l'hypersécrétion des glandes de Cowper ou de la prostate, accident facile à reconnaître par la présence sur le linge de taches plus ou moins larges, grisâtres & fortement empesées.

22. Certains sujets, affectés d'uréthrite chronique, présentent de temps à autre, principalement après la miction ou pendant les efforts de la défécation, un écoulement plus ou moins abondant, consistant en un fluide visqueux semblable à du blanc d'œuf ou à de l'eau de gomme. On a

donné à cet écoulement le nom de *prostatorrhée*, qui en désigne à la fois la nature & le point de départ.

23. Trop souvent malades & médecins confondent la prostatorrhée, symptôme ordinairement peu dangereux, avec la spermatorrhée. Il peut alors arriver que le malade, se croyant menacé dans ses facultés viriles, & perdant ainsi la confiance nécessaire à leur libre exercice, devienne impuissant uniquement parce qu'il craint de l'être.

24. Aucune fonction, chez l'homme, n'est plus directement soumise que l'acte sexuel à l'influence de l'imagination. Un excès de timidité, la crainte d'un insuccès, une émotion trop vive, en présence d'une femme longtemps désirée, suffisent pour paralyser instantanément l'organe même qui devait en assurer la possession.

25. Se croire impuissant est un motif suffisant pour le devenir.

26. Aux symptômes ordinaires de l'uréthrite chronique s'ajoute fréquemment la présence dans l'urine de petits filaments ou pellicules blanchâtres de mucus solidifié. Ce symptôme n'a rien de grave; mais comme la blennorrhée, dont il procède, il devient pour beaucoup de malades une source d'inquiétudes & de préoccupations exagérées.

27. Rarement la blennorrhagie aiguë ou chronique se propage au delà du col de la vessie. Plus rarement encore l'inflammation s'étend aux uretères & remonte jusqu'aux reins.

28. Il faut éviter de prendre pour un symptôme de néphrite les douleurs rénales que provoque, chez quelques malades, l'usage immodéré du copahu & du cubèbe.

29. L'uréthrite chronique laisse parfois après elle une sensibilité anormale de l'urèthre. Ce trouble nerveux se remarque surtout chez certains sujets hypocondriaques qui, sans cesse préoccupés du fonctionnement de leurs organes sexuels, s'exagèrent les moindres sensations qu'ils y éprouvent.

30. L'écoulement blennorrhéique, si faible qu'il soit, est contagieux tant qu'il reste à l'état purulent. Il cesse de l'être, dès qu'il est réduit à un suintement de mucus ou d'humeur prostatique sans mélange de pus.

31. Ce n'est pas toujours chose facile, dans la pratique, que de saisir la limite qui sépare tel écoulement contagieux de tel autre qui a cessé de l'être. Le médecin devra donc, même dans les cas où l'innocuité des rapports sexuels lui semblerait évidente, n'engager sa responsabilité que sous toutes réserves.

32. Un écoulement blennorrhéique dépourvu de tout pouvoir contagieux peut, sous l'influence d'une excitation vénérienne trop vive ou trop prolongée, revenir tout à coup à l'état purulent, & recouvrer ainsi la faculté de se transmettre.

33. Chez la femme, la blennorrhagie peut, comme chez l'homme, prendre la forme chronique. Cette terminaison est surtout à craindre quand l'inflammation occupe les culs-de-sac du vagin ou la muqueuse utérine.

34. Très-souvent la blennorrhagie chronique du vagin ou de l'utérus passe inaperçue des malades qui, n'éprouvant aucune souffrance locale, ne se croient atteintes que d'une simple leucorrhée, à laquelle, bien différentes en cela des hommes, que le moindre suintement préoccupe, elles n'attachent aucune importance.

35. L'uréthrite chez la femme n'a que peu de tendance à passer à l'état chronique, ce qui s'explique facilement si l'on considère que la position anatomique de l'urèthre le soustrait, chez elle, aux causes si nombreuses d'excitations vitales & mécaniques qu'il subit chez l'homme.

CINQUIÈME SECTION.

SUITE DE LA BLENNORRHAGIE.

PROPHYLAXIE ET TRAITEMENT.

LA science ne connaît aucun préservatif certain contre la blennorrhagie. Quelques sages précautions permettent seulement de se soustraire, dans une certaine mesure, aux diverses causes qui peuvent la faire naître.

2. On répète souvent que « la plus jolie fille du monde ne peut donner que ce qu'elle a. » Ce proverbe est faux & cache un piége. Beaucoup d'hommes prennent la blennorrhagie auprès de jolies filles qui ne l'ont point.

3. Aucune femme ne donnerait la blennorrhagie sans l'avoir, & le plus souvent même ne la communiquerait pas, bien que l'ayant, si des soins minutieux de propreté, *intus* & *extra*, étaient pour elle le prélude obligé de tout rapport sexuel.

4. Rien ne prédispose davantage la femme à

donner & l'homme à contracter la blennorrhagie, qu'une excitation vénérienne trop prolongée, ou plusieurs fois répétée à de trop courts intervalles. Ici, comme en toutes choses, modérer ses désirs est la première loi de l'hygiène.

5. Malgré le vieil adage : *sine Baccho friget Venus,* il faut s'abstenir du coït après de trop fortes libations. L'ivresse alcoolique, lorsqu'elle ne s'oppose point aux rapports sexuels, leur donne un caractère de violence & d'acharnement toujours nuisible.

6. « *Si vero quis cum infecta muliere coïre voluerit, quod fatuum est, non moretur in coïtu.* » Ce précepte, que formulait il y a trois siècles Nicolas Massa, n'a rien perdu de son utilité : l'amour prudent doit être alerte & égoïste.

7. Comme le voyageur exposé sans défense aux injures d'un climat malsain, il faut, dans tout coït suspect, hâter le pas & conclure au plus vite : *cito, tuto &..... jucunde?*

8. Suivant la loi de Moïse : « la femme qui souffre ce qui, dans l'ordre de la nature, arrive chaque mois, sera séparée pendant sept jours. » Précaution toujours bonne à prendre, en limitant toutefois à la période menstruelle la durée de la séparation.

9. Il ne faut point oublier que l'écoulement

lochial peut être une cause d'uréthrite pour ceux qui n'ont pas la patience d'attendre que les organes maternels, violentés par la parturition, soient rentrés dans leur état normal.

10. Durant le repos de la nuit, l'accumulation & le séjour forcé dans le vagin du sang menstruel ou de la matière leucorrhéique augmentent l'âcreté naturelle de ces matières, & rendent par cela même leur contact plus dangereux à l'heure du réveil.

11. Le *condom* est loin d'offrir une sécurité absolue. Peut-être même ce fragile vêtement est-il souvent plus dangereux qu'utile, alors que venant à se rompre ou à se déplacer, il laisse son protégé à découvert contre un péril que, sans son aide, celui-ci n'eût point osé affronter.

12. Uriner immédiatement après un coït suspect est une pratique utile & depuis longtemps connue, témoin cet antique aphorisme :

> Post coïtum si mingas,
> Apte servabis urethras.

13. Une chaudepisse se déclare... *qu'on la guérisse le plus vite possible*.

14. Craindre que la cessation trop hâtive d'un écoulement blennorrhagique donne lieu à des phénomènes de répercussion ou de métastase (*ar-*

thrite, ophthalmie, épididymite, orchite, &c.) est une vieille chimère que l'observation moderne a fait évanouir.

15. Une prompte guérison de la blennorrhagie est le meilleur des préservatifs contre les accidents dont cette maladie peut se compliquer : *sublata causa, tollitur effectus.*

16. Les boissons délayantes & diurétiques que l'on employait jadis, à large dose, dans la période aiguë de l'uréthrite, sont généralement plus nuisibles qu'utiles. Cette pratique, inspirée par la crainte de l'infection syphilitique, dont on espérait préserver le malade en le *faisant couler* le plus possible, n'a plus sa raison d'être depuis qu'il est reconnu que la blennorrhagie est une maladie locale, complétement étrangère à la syphilis.

17. La première condition pour guérir un organe malade est de tenir au repos cet organe. Les boissons diurétiques, en imposant à l'urèthre enflammé un surcroît de travail, ne peuvent que l'irriter davantage, & attirer l'inflammation vers le col de la vessie.

18. Hormis le cas où la blennorrhagie serait accompagnée d'un chancre infectant, le mercure doit toujours être sévèrement banni de son traitement.

19. La blennorrhagie étant une maladie locale, doit être traitée de préférence par des remèdes locaux. Le traitement interne ne doit être employé que comme adjuvant de la médication topique, ou pour répondre à certaines indications particulières.

20. Deux modes principaux de traitement constituent la médication anti-blennorrhagique : le traitement *abortif* & le traitement *méthodique*. Le premier ne convient qu'au début de la blennorrhagie; le second s'applique à toutes ses périodes.

21. Le traitement abortif, dont l'azotate d'argent forme la base, n'est applicable à l'uréthrite ou à la vaginite que quand l'inflammation n'occupe qu'une partie limitée de l'urèthre ou du vagin. Si le mal s'étend à la totalité de ces conduits, il faut renoncer à l'espoir d'en arrêter brusquement le cours.

22. L'action spécifique du copahu & du cubèbe est exclusivement propre à la blennorrhagie uréthrale.

23. Il est rare que le copahu & le cubèbe réussissent au début & dans la période aiguë de l'uréthrite. On ne peut réellement compter sur leur efficacité qu'au moment où l'inflammation étant à peu près éteinte, il ne reste plus qu'à tarir l'écoulement.

4

24. Quelques injections avec une légère solution de sulfate de zinc & de laudanum, le camphre, l'eau de goudron & les sirops balsamiques, sont les meilleurs remèdes à employer dans la période aiguë de l'uréthrite. Il peut même arriver, si l'uréthrite n'est pas trop violente, que ces moyens seuls suffisent pour en amener la guérison.

25. Appliquer, comme le conseillent quelques auteurs, de nombreuses sangsues au périnée pour combattre une chaudepisse à son début, alors que l'inflammation n'occupe encore que la fosse naviculaire, est une pratique inutile & dangereuse, dont le résultat ordinaire est de prolonger le mal en affaiblissant le malade.

26. Les diverses substances réputées anaphrodisiaques (camphre, lupulin, bromure de potassium, &c.) n'ont, en général, que fort peu de prise sur un malade jeune, bien constitué, chez qui la blennorrhagie n'a le plus souvent pour effet que de surexciter le désir de s'exposer encore aux causes qui la font naître.

27. Contrairement aux idées reçues, le camphre n'a par lui-même aucune vertu anaphrodisiaque ; son action, dans la blennorrhagie uréthrale, se borne à calmer l'irritation du col de la vessie &, par suite, les érections qui peuvent en dépendre. Sous ce rapport, le camphre est l'antidote de la

cantharide, laquelle ne provoque l'érection qu'en irritant le col vésical.

28. Le moment venu de prescrire à l'intérieur le copahu & le cubèbe, il faut les donner de suite à fortes doses : c'est la condition nécessaire pour obtenir un effet prompt & décisif, pour *couper* l'écoulement.

29. C'est par l'intermédiaire de l'urine, dans laquelle se dissolvent leurs principes volatils, qu'agissent principalement le copahu & le cubèbe; ce qui explique l'influence exclusive de ces deux substances sur les écoulements de l'urèthre.

30. Administré à forte dose, le copahu produit parfois sur divers points de la peau, particulièrement sur la face dorsale des mains & des pieds, une éruption érythémateuse, qu'il faut éviter de confondre avec la roséole syphilitique.

31. Plusieurs substances, telles que le matico, le baume du Canada, l'essence de Santal, l'huile de bois, &c., ont été proposées comme succédanées du copahu & du cubèbe; mais jusqu'à présent, la pharmacie seule a pu s'applaudir de leur introduction dans le traitement de la blennorrhagie.

32. En présence d'une affection aussi tenace que l'uréthrite, il ne faut négliger aucun des

moyens propres à la combattre ; aussi convient-il toujours de soutenir l'action des balsamiques, copahu & cubébe, par l'emploi des injections astringentes, sans lesquelles ces deux remèdes ne donneraient le plus souvent qu'un résultat incomplet.

33. Parmi les substances astringentes dont on peut faire usage dans le traitement local de la blennorrhagie, quelques-unes ont une vertu particulière & comme élective, suivant le siége de la maladie. Ainsi, dans l'uréthrite, c'est le sulfate de zinc qui agit le mieux ; dans la balano-posthite & la vulvite, l'azotate d'argent ; dans la vaginite, le tannin, le sulfate d'alumine & l'iode ; dans la blennorrhagie anale, le ratanhia.

34. L'engorgement douloureux des ganglions inguinaux, que produit si fréquemment l'uréthrite à son début, n'exige aucun traitement particulier ; le repos suffit, dans la plupart des cas, pour faire disparaître en peu de jours ce léger accident.

35. Une prompte intervention de l'art est nécessaire dans la lymphite du prépuce, afin d'éviter que l'épanchement séreux qui l'accompagne toujours ne dégénère en un œdème dur & persistant.

36. Il faut ouvrir sans retard les abcès péri-

uréthraux &, en général, toutes les collections purulentes qui avoisinent l'urèthre.

37. La dysurie symptomatique de la cystite du col cède généralement avec assez de facilité à l'emploi du camphre, de l'eau de goudron, des bains de siége & des lavements laudanisés. Le catéthérisme évacuatif ne doit jamais être pratiqué que dans le cas de rétention complète.

38. La prostatite aiguë exige un traitement prompt & énergique : sangsues au périnée, onctions mercurielles belladonées, cataplasmes, lavements émollients, purgatifs salins, grands bains, boissons délayantes, diète & repos absolu. Ainsi combattue, la maladie se termine le plus souvent par résolution.

39. Un traitement toujours long (iodure de potassium, pommades résolutives, suspensoir ouaté, &c.) peut seul amener la disparition des engorgements chroniques de l'épididyme, consécutifs à l'inflammation de cet organe. Et encore le médecin ne peut-il jamais en garantir la réussite.

40. Dès qu'une ophthalmie blennorrhagique se déclare, il importe avant tout de la traiter immédiatement ; point d'hésitation, de tâtonnements, de demi-mesures : de la rapidité & de la vigueur de l'attaque, dépend le succès du combat.

41. Le traitement de l'arthrite blennorrhagique ne diffère pas de celui du rhumatisme vulgaire : antiphlogistiques, révulsifs, boissons nitrées, colchique, &c.

42. Guérir la blennorrhée uréthrale est une des grandes difficultés de la thérapeutique.

43. Le copahu & le cubèbe n'ont contre la blennorrhée uréthrale qu'une efficacité très-restreinte. Mieux vaut employer à l'intérieur les térébenthines, le goudron, les ferrugineux, dont l'innocuité permet d'en continuer plus longtemps l'usage.

44. Pour la blennorrhée, aussi bien que pour la blennorrhagie aiguë, c'est le traitement local sur lequel on peut le plus compter : injections au sulfate de zinc, à l'azotate d'argent, au tannin, à l'iode, au perchlorure & à l'iodure de fer, au cachou, à l'oxyde de zinc, au sous-nitrate de bismuth, &c.

45. Telle médication qui a réussi dans le traitement d'une blennorrhée, échoue contre un cas entièrement semblable, sans qu'il soit possible au médecin ni d'expliquer ni de prévoir la réussite ou l'insuccès.

46. La dilatation graduelle de l'urèthre par les bougies doit être réservée pour les seuls cas où

la blennorrhée est symptomatique d'un rétrécissement. Quant à la cautérisation des parties
profondes du canal, dont on a tant abusé de nos
jours, elle ne réussit qu'exceptionnellement.

47. Quel que soit le mode de traitement mis
en usage pour combattre une blennorrhée, il faut
toujours demander au malade du temps & de la
patience. Que le médecin, sans promettre plus
qu'il ne peut tenir, soutienne néanmoins l'espoir
de son client; qu'il l'engage surtout à la persévérance, première condition du succès dans toute
entreprise longue & difficile.

48. De toutes les maladies, la blennorrhagie
aiguë ou chronique est peut-être celle qui a le plus
de tendance à récidiver. Aussi est-il toujours prudent de continuer pendant quelque temps encore
après la disparition de l'écoulement, le régime &
le traitement qui en ont amené la guérison.

49. Il est de mode, lorsqu'un rétrécissement de
l'urèthre s'est produit à la suite d'une blennorrhée, d'en accuser les injections, lesquelles n'ont
le plus souvent d'autre tort que celui de n'avoir
été ni assez actives ni assez nombreuses pour
triompher de la maladie, seule cause de l'accident
qu'on leur reproche.

50. Une vie sobre, sagement réglée, est le com-

plément obligé de tout traitement anti-blennorrhagique.

51. C'est dans la période de déclin de la blennorrhagie aiguë, qu'il est surtout utile d'observer
un régime sévère, sous peine de voir l'écoulement prendre la forme chronique & se perpétuer
indéfiniment.

52. Si l'honnêteté la plus vulgaire fait une loi
de s'abstenir de tout rapprochement sexuel pendant le cours d'une blennorrhagie aiguë, la
prudence conseille de prolonger cette abstention
plusieurs jours encore après la guérison. Que
Vénus laisse à l'Amour blessé le temps de sé-
cher ses larmes!

SIXIÈME SECTION.

DU VIRUS SYPHILITIQUE.

N nomme *virus syphilitique* la cause unique, *sui generis*, d'une maladie spéciale appelée *syphilis* ou *vérole*.

2. Aucun fait ne prouve que le virus syphilitique s'engendre spontanément. Ce virus est constamment le produit de la maladie elle-même dont il est la cause.

3. Jamais la syphilis ne se manifeste sous la forme épidémique. Ce n'est qu'en se transmettant par contagion d'un individu à un autre qu'elle se régénère & se multiplie.

4. Le virus syphilitique n'est pas volatil. Il ne peut par conséquent se répandre dans l'air ni se propager à distance, à la manière des miasmes & autres agents producteurs des maladies épidémiques.

5. C'est toujours sous une forme palpable & par *contact immédiat* que le virus syphilitique se communique.

6. Le virus syphilitique ne peut être matériellement isolé des produits organiques qui le renferment. En réalité, il n'est autre que ces produits eux-mêmes, doués du fatal pouvoir de développer, en se multipliant, la maladie dont ils procèdent.

7. Les globules purulents qu'élaborent les diverses lésions syphilitiques, primitives ou secondaires, la sérosité que sécrètent ces lésions ou qui s'échappe de leur surface, sont les deux agents principaux par lesquels se transmet habituellement la syphilis.

8. Chez tout individu affecté de syphilis constitutionnelle d'origine récente, le sang lui-même est virulent, mais à un degré moindre que les produits morbides engendrés par la maladie.

9. La virulence du sang, chez les sujets syphilitiques, s'affaiblit progressivement & tend à disparaître à mesure que la maladie s'éloigne de son début.

10. Bien qu'en théorie il semble rationnel d'admettre la transmission possible de la syphilis par les sécrétions normales (salive, sueur, lait, urine, &c.) d'un sujet syphilitique, aucun fait clinique ou expérimental n'en a jusqu'à présent établi la réalité.

11. La salive, la sueur, l'urine, &c. peuvent accidentellement servir de dissolvants & de véhicules au virus syphilitique, mais ces liquides ne sont alors que des agents passifs de transmission ; leur virulence est simplement acquise & non essentielle.

12. Aucun signe ou caractère sensible ne décèle dans les produits virulents l'activité qui leur est propre.

13. Le pus & la sérosité syphilitiques, comme le pus varioleux, le muco-pus de la morve, la sérosité vaccinale, &c. ne peuvent être distingués ni par le microscope, ni par l'analyse chimique, du pus & de la sérosité ordinaires.

14. Ce n'est que par leurs effets sur l'organisme que les produits virulents révèlent à nos sens leurs propriétés morbifiques. A l'œuvre seule on reconnaît l'artisan.

15. Se reproduire & se multiplier à l'infini dans leurs transmissions successives d'un individu à un autre, est le caractère essentiel de tous les virus. Ce caractère les sépare nettement des poisons & des venins, qui jamais ne subissent dans l'économie ce mystérieux travail de reproduction & de multiplication.

16. L'action spécifique d'un poison est tou-

jours en raison de la dose ingérée ; celle d'un virus en est, au contraire, indépendante. La plus petite parcelle de matière virulente suffit pour transmettre la maladie dont elle contient le germe.

17. On peut, sans lui enlever sa virulence, étendre ou dissoudre la matière syphilitique dans une certaine quantité d'eau, de salive ou de tout autre liquide, pourvu que celui-ci n'exerce sur elle aucune action chimique.

18. Toutes les substances capables d'altérer chimiquement le virus syphilitique neutralisent immédiatement son pouvoir contagieux : tels sont les acides, les alcalis concentrés, le chlore, l'alcool, les éthers, les essences, &c.

19. La syphilis, comme la blennorrhagie, est une maladie dite vénérienne, en ce sens que c'est par l'acte sexuel qu'elle se communique habituellement. Mais cet acte n'est nullement indispensable à sa transmission.

20. Une foule d'objets, tels qu'un verre, une pipe, une cuiller, une éponge, des draps de lit, des vêtements communs, certains instruments professionnels &c., sur lesquels du virus aurait été accidentellement déposé, peuvent servir d'intermédiaires à la contagion syphilitique.

21. C'est toujours par *effraction* que la syphi-

lis pénètre dans l'organisme, ce qui veut dire que la contagion syphilitique ne s'opère jamais qu'à la condition que la partie, peau ou muqueuse, qui subit le contact de la matière virulente, soit dépouillée de son épiderme ou de son épithélium.

22. Sauf le cas de transmission héréditaire, jamais la syphilis n'infecte l'économie sans donner lieu à une lésion primordiale, à l'endroit même où le virus a été déposé.

23. Aucun point accessible de l'enveloppe cutanée ou muqueuse n'est réfractaire, chez un sujet sain, à l'action primitive du virus syphilitique.

24. Le premier effet du virus syphilitique est constamment le même : c'est toujours une ulcération ou une érosion de forme particulière, que l'on désigne sous le nom de CHANCRE, & que caractérise la propriété de reproduire un virus semblable à celui qui lui a donné naissance.

25. Le temps qui sépare l'inoculation du virus syphilitique de l'apparition du chancre est extrêmement variable. Tantôt le chancre se produit presque aussitôt après la contamination ; tantôt ce n'est qu'au bout de plusieurs jours, & même de plusieurs semaines, qu'il commence à se développer.

26. Il peut arriver que l'action du virus syphilitique se limite & s'épuise au lieu même où
celui-ci a été inoculé : le seul effet produit est
alors un *chancre simple*, une *syphilis locale*.
Dans d'autres circonstances, le chancre n'est au
contraire que le point de départ, le premier symptôme d'une infection totale de l'économie : c'est
le *chancre infectant*, &, avec lui, la *vérole* ou
syphilis constitutionnelle.

27. Le virus syphilitique est inoculable à certains animaux, mais en général il n'engendre
chez eux que le chancre simple.

28. Comme le vaccin, le virus syphilitique, en
se transmettant de génération en génération, a,
depuis son origine, graduellement diminué d'intensité. Il est certain que la vérole est aujourd'hui
moins grave qu'au xve siècle, par la raison sans
doute qu'elle est plus répandue.

SEPTIÈME SECTION.

DU CHANCRE ET DU BUBON.

DIAGNOSTIC.

Un malade se présente avec un chancre... Ce chancre est-il simple ou infectant? Le malade n'a-t-il qu'une syphilis locale ou aura-t-il la syphilis constitutionnelle? Question capitale au point de vue de l'art, puisque de sa solution dépendent le pronostic & le traitement.

2. Le diagnostic différentiel du chancre simple & du chancre infectant peut, dans certain cas, offrir des difficultés assez grandes pour tenir en échec le jugement du praticien le plus exercé.

3. Aucun caractère tiré de l'ulcération elle-même ne permet de reconnaître *infailliblement* si tel chancre est simple ou s'il est infectant. Le mode de développement de l'ulcère, sa forme, son aspect ne fournissent à cet égard que des signes de présomption.

4. Tant qu'un chancre reste mou, & qu'aucun phénomène morbide ne se produit dans les ganglions voisins, il est permis d'espérer que le malade n'aura pas la syphilis constitutionnelle.

5. Lorsque chez un malade affecté d'un ou de plusieurs chancres mous, la région inguinale devient le siége d'un bubon phlegmoneux, c'est-à-dire d'un engorgement aigu, douloureux, avec tendance à suppurer, la probabilité en faveur d'une syphilis locale se rapproche beaucoup de la certitude.

6. Très-rarement il arrive qu'un chancre soit suivi de syphilis constitutionnelle, quand il s'accompagne d'un bubon suppuré dont le pus est virulent.

7. Il n'existe qu'un seul caractère par lequel on puisse reconnaître sûrement & sans hésitation qu'un chancre est infectant : c'est l'induration spécifique de sa base & des ganglions qui lui correspondent.

8. Produit spécial de la syphilis constitutionnelle, dont elle est un des premiers symptômes, l'induration chancreuse, nettement formulée, est le signe certain & infaillible de l'infection vénérienne.

9. Bien que l'induration spécifique soit un des

effets les plus constants de la syphilis constitutionnelle, tout chancre infectant n'est pas nécessairement induré.

10. L'induration spécifique du chancre n'a
d'importance réelle, pour le diagnostic, que lorsqu'elle existe. Son absence n'établit que la présomption, mais non la certitude que le chancre
est simple & restera tel.

11. Considéré au point de vue du diagnostic
différentiel entre le chancre simple & le chancre
infectant, le défaut d'induration a beaucoup moins
de valeur chez la femme que chez l'homme.

12. Chez la femme, le chancre le plus mou, le
plus simple en apparence, peut être néanmoins
suivi des symptômes généraux de la syphilis; cela
s'observe aussi chez l'homme, mais plus rarement.

13. Le siége du chancre constitue un élément
de diagnostic dont il est utile de tenir compte, eu
égard à la portée du signe fourni par l'absence
d'induration.

14. Il est rare qu'un chancre infectant occupant le méat de l'urèthre, la couronne du gland
ou le sillon glando-préputial, ne soit pas plus ou
moins induré. La mollesse du chancre dans ces
régions est donc un signe plus favorable que par-
tout ailleurs.

15. Les chancres des lèvres, de la langue &, en général, de tous les points de la face (chancres céphaliques) sont presque toujours infectants; ceux du fourreau de la verge, du pubis & du scrotum le sont au moins huit fois sur dix.

16. Sur la muqueuse glando-préputiale & sur les grandes lèvres, le chancre simple & le chancre infectant ont une fréquence relative à peu près égale; autour de l'anus, dans le voisinage du frein & à la commissure inférieure des petites lèvres, c'est le chancre simple qui prédomine.

17. L'induration chancreuse est ordinairement un phénomène précoce; cependant il peut arriver qu'un chancre infectant ne s'indure que tardivement, c'est-à-dire trois ou quatre semaines après le début de l'ulcération.

18. Parmi les substances astringentes ou caustiques dont on fait usage dans le traitement local du chancre mou, quelques-unes ont pour effet de durcir les tissus sous-jacents, de manière à simuler avec la plus grande exactitude l'induration spécifique.

19. Un chancre peut être dur sans être spécifiquement induré.

20. Lorsqu'on a lieu de soupçonner qu'un chancre est artificiellement induré, il faut attendre

avant de se prononcer. Si l'induration n'est que factice, elle disparaîtra en quelques jours ; son volume, au contraire, ne fera que s'accroître, si elle est le fait d'une infection constitutionnelle.

21. Certains chancres simples ayant pour siége les follicules sébacés de la couronne du gland, donnent au toucher la sensation d'un petit noyau arrondi, que l'on pourrait d'abord prendre pour une induration spécifique ; mais il est aisé de reconnaître qu'il ne s'agit là que d'un engorgement inflammatoire du sac folliculaire.

22. Dans la plupart des cas, l'induration spécifique survit à l'ulcération chancreuse. Souvent même, lorsqu'elle est très-développée, elle ne se résorbe que plusieurs mois après la cicatrisation du chancre, marquant ainsi d'un signe irrécusable le point par lequel le virus a pénétré dans l'organisme.

23. Quels que soient les caractères extérieurs d'un chancre, on peut affirmer que ce chancre est infectant, s'il s'accompagne d'une adénopathie spécifique, c'est-à-dire d'un engorgement multiple, dur & indolent des ganglions qui lui correspondent.

24. Telle est, au point de vue du diagnostic, la valeur de l'adénopathie spécifique, que sa seule présence suffit à un médecin expérimenté pour

reconnaître avec certitude la syphilis constitutionnelle, alors même que le chancre aurait complétement disparu, & que la maladie ne se
manifesterait encore par aucun autre symptôme.

25. L'adénopathie spécifique, dont le développement coïncide, en général, avec le début de
l'induration chancreuse, a souvent une très-longue
durée; ce qui permet, dans beaucoup de cas, de
déterminer, longtemps après l'invasion d'une syphilis, le lieu qu'occupait le chancre, point de
départ de la maladie.

26. De tous les symptômes de la syphilis,
l'adénopathie spécifique est celui qui manque le
plus rarement; mais ce symptôme n'est point,
comme on l'a dit, inévitable & fatal.

27. Comme l'induration chancreuse, l'adénopathie spécifique n'a de valeur, pour le diagnostic,
que quand elle existe. Son absence, chez un malade ayant un ou plusieurs chancres, bien qu'étant
un signe favorable, ne prouve pas que l'organisme
soit à l'abri de l'infection.

28. Chez les individus d'un embonpoint exagéré, l'adénopathie spécifique ne prend, en général, que peu de développement.

29. Tandis que l'adénite consécutive au chancre
simple a une grande tendance à s'enflammer & à

suppurer, l'adénopathie symptomatique du chancre infectant ne s'enflamme & ne suppure presque jamais.

30. Quand, par exception, l'adénopathie symptomatique d'un chancre infectant s'enflamme & suppure, c'est toujours en vertu de causes étrangères à la syphilis, parmi lesquelles la dégénérescence strumeuse tient le premier rang.

31. Un chancre récemment contracté par un individu qui a eu la syphilis constitutionnelle peut, sous l'influence de la diathèse préexistante, s'indurer fortement. Mais rarement alors les ganglions voisins se tuméfient ; plus rarement encore de nouveaux symptômes généraux en sont la conséquence.

32. L'inoculation, proposée par quelques théoriciens, comme moyen infaillible de distinguer le chancre simple du chancre infectant, est un procédé dangereux, sur lequel il est impossible d'établir un diagnostic absolu.

33. Quand l'inoculation de la matière sécrétée par un chancre donne, sur le malade même, un résultat positif, il y a probabilité, mais non certitude que ce chancre est simple, attendu que le chancre infectant peut aussi, dans quelques cas, s'inoculer avec succès sur l'individu qui le porte.

34. La seule lésion qu'il soit possible de con-

fondre avec le chancre, surtout avec le chancre
simple, à son début, est l'érosion herpétique.
Mais l'incertitude ne peut être ici de longue
durée ; car tandis que le chancre, dans les premiers jours, ne fait que s'accroître & suppurer davantage, l'érosion herpétique, au contraire, ne
tend qu'à se limiter & à se cicatriser rapidement.

35. La lenteur avec laquelle un chancre se développe est un signe de mauvais augure.

36. Toutes les fois qu'un chancre ne se produit
que trois ou quatre semaines après le moment où
il a été contracté, il y a lieu de craindre l'apparition prochaine des symptômes généraux de la
syphilis.

37. Le chancre simple ayant beaucoup plus de
tendance que le chancre infectant à se multiplier
sur place par inoculations successives de son
propre virus, la pluralité des chancres sur un
même individu, tant que ces chancres restent
mous, est un signe favorable, en ce sens qu'elle
donne une probabilité de plus en faveur d'une
syphilis locale.

38. S'il est souvent possible & même facile
de reconnaître qu'un chancre est infectant, il n'est
aucun cas dans lequel on puisse affirmer en toute
certitude qu'un chancre est simple & restera tel.

39. Certains chancres qui, pendant toute leur durée, ont présenté tous les caractères du chancre simple (absence d'induration, fond grisâtre, bords taillés à pic, suppuration abondante & inoculable au malade même, &c.), peuvent être néanmoins suivis d'infection constitutionnelle.

40. Dans tous les cas où les caractères d'un chancre infectant ne laissent aucun doute sur le diagnostic, l'intérêt de l'art & celui du malade exigent que le médecin avertisse ce dernier du développement prochain des accidents généraux dont il est menacé.

41. Si favorables que puissent paraître, relativement au pronostic, la forme & l'aspect d'un chancre, la mollesse de sa base, l'état des ganglions, &c., il ne faut jamais donner au malade l'assurance formelle que ce chancre ne sera pas suivi de vérole.

42. Que de fois, à la suite d'un chancre considéré comme simple, l'apparition soudaine d'une roséole, de plaques muqueuses ou de tout autre symptôme constitutionnel, n'a-t-elle pas fait regretter, même à des médecins habiles, un diagnostic trop hâtivement porté !

HUITIÈME SECTION.

SUITE DU CHANCRE ET DU BUBON.

PRONOSTIC, ÉTIOLOGIE.

Suivant l'étendue & la profondeur de l'ulcération, la durée du chancre simple peut varier de quelques semaines à plusieurs mois.

2. Par sa disposition à s'étendre, à se multiplier & à produire des bubons aigus, le chancre simple ne laisse pas que de présenter, comme lésion locale, une certaine gravité.

3. Le chancre simple se cicatrise d'autant plus difficilement que la région qu'il occupe l'expose à être plus souvent irrité : tels sont les chancres du frein, ceux du limbe du prépuce, de l'anus & de la commissure inférieure des petites lèvres.

4. Sous l'influence de diverses causes, locales ou constitutionnelles, le chancre simple peut se compliquer de *phagédénisme*. Il se transforme alors en un large & profond ulcère, dont la du-

rée & l'extension possibles échappent à toute prévision.

5. La production du phagédénisme est indépendante de la qualité du virus inoculé. Un
chancre très-petit peut transmettre un chancre
phagédénique & réciproquement.

6. On voit quelquefois le chancre simple s'enflammer violemment & déterminer tout à coup
la gangrène des tissus qui l'environnent (*chancre
gangréneux*). Quand les eschares se détachent, le
chancre a disparu ; il ne reste alors qu'une plaie
ordinaire qui bientôt se cicatrise, mais qui trop
souvent laisse après elle d'irréparables mutilations.

7. L'action du chancre simple sur le système
lymphatique est loin de s'exercer d'une manière
aussi régulière & aussi constante que celle du
chancre infectant. On ne l'observe environ qu'une
fois sur trois chez l'homme, & plus rarement encore chez la femme.

8. Tantôt le chancre simple n'agit sur les ganglions qu'en vertu de son élément inflammatoire,
comme pourraient le faire une écorchure, une
plaie quelconque ; tantôt il agit spécifiquement,
c'est-à-dire par le transport de son propre pus
dans les ganglions. De là, deux variétés d'adénites
ou de bubons : le *bubon simple* ou d'*irritation* &
le *bubon virulent* ou d'*absorption*.

9. Le bubon simple ou d'irritation, que l'on nomine encore bubon sympathique, se termine le plus souvent par résolution. Quand il suppure, il ne donne qu'un pus phlegmoneux, dépourvù de toute virulence.

10. Le bubon virulent ou d'absorption suppure fatalement; il fournit un pus virulent, dont l'inoculation spontanée sur les bords de la' plaie qui lui a livré passage, transforme celle-ci en un véritable chancre ganglionnaire.

11. Chez l'homme, c'est le chancre du frein, région très-irritable, qui le plus souvent donne lieu au bubon simple ou virulent; chez la femme, c'est le chancre du clitoris qui jouit de ce fâcheux privilége. La rareté relative de ce dernier chancre est la principale cause pour laquelle le bubon, contrairement à ce qu'on pourrait supposer, est moins commun chez la femme que dans l'autre sexe.

12. Le chancre ganglionnaire, résultat fatal du bubon virulent, a beaucoup de tendance à prendre la forme phagédénique.

13. Il n'est pas rare de voir des chancres très-petits & de courte durée produire des bubons virulents, auxquels succèdent de larges & profonds ulcères, dont la guérison est toujours longue & difficile à obtenir.

14. Au moment où un bubon, symptomatique d'un chancre non infectant, commence à se développer, il est impossible de savoir au juste s'il sera simple ou virulent.

15. La qualité du pus que sécrète un bubon peut seule en révéler la nature ; d'où il suit que le diagnostic différentiel entre le bubon simple & le bubon virulent, n'est rigoureusement possible qu'après l'ouverture de la tumeur. Jusque-là, on ne peut avoir à cet égard que des probabilités.

16. Les probabilités en faveur d'un bubon simple sont d'autant plus grandes, que le chancre dont procède la tumeur ganglionnaire est plus vivement enflammé.

17. Aucun traitement ne pouvant empêcher le bubon virulent de se terminer par suppuration, tout bubon, suite de chancre simple, qui tend à se résoudre, est nécessairement dépourvu de virulence.

18. Le bubon virulent est, en général, plus aigu, plus douloureux, plus prompt dans sa marche que le bubon simple. Mais ce caractère n'est ni assez tranché ni assez constant pour permettre de porter un jugement certain sur la nature d'une adénite en voie de développement.

19. Tant qu'un chancre simple n'est pas com-

plétement cicatrisé, le malade reste sous la menace d'un bubon. Ce danger diminue néanmoins
à mesure que le chancre vieillit.

20. Le chancre phagédénique donne plus rarement lieu que le chancre simple ordinaire à la
production du bubon. Quand il se complique de
cet accident, c'est presque toujours un bubon
virulent qui prend naissance.

21. Il peut arriver que l'action du chancre
simple sur le système lymphatique, au lieu de
se porter sur les ganglions, s'arrête aux vaisseaux
intermédiaires. Il en résulte alors des *lymphites*
qui, comme le bubon, peuvent être simples ou
virulentes.

22. La marche, l'équitation ou tout autre
exercice musculaire, l'abus des alcooliques, l'application sur le chancre de topiques irritants, favorisent le développement du bubon, particulièrement
du bubon simple. Le lymphatisme & l'anémie
agissent dans le même sens.

23. Le bubon simple ou d'irritation n'appartient pas exclusivement au chancre ; il peut naître
& se développer sous l'influence de causes étrangères à la contagion vénérienne. Il n'en est pas
de même du bubon virulent : seul le chancre a la
faculté de le produire.

24. Considéré comme lésion locale, le chancre infectant est moins grave que le chancre simple. Il est en général moins enflammé, moins douloureux ; il se limite & se cicatrise plus rapidement.

25. Si l'action du chancre infectant sur les ganglions est plus constante, plus régulière que celle du chancre simple, elle est, en revanche, beaucoup moins redoutable ; car l'adénopathie qui en résulte, presque toujours indolente, à tendance résolutive, n'occasionne le plus souvent qu'une gêne insignifiante.

26. Comme le chancre simple, le chancre infectant peut se compliquer de phagédénisme. Mais, dans ce cas même, il est très-rare qu'il égale en étendue & en durée le chancre phagédénique non infectant.

27. Le chancre infectant se présente parfois sous la forme d'érosions superficielles plus ou moins larges, irrégulières & parcheminées (*chancre épithélial*), qu'il faut distinguer avec soin des érosions de la balano-posthite ou de la vulvite blennorrhagique, avec lesquelles elles ont une certaine ressemblance.

28. Le développement de l'adénopathie symptomatique du chancre infectant n'est pas nécessairement en rapport avec l'étendue de l'ulcère & le volume de l'induration. Il peut même arriver

qu'avec un chancre infectant à tendance phagédénique, l'engorgement ganglionnaire fasse complétement défaut.

29. Un chancre infectant se compliquant de phagédénisme, on voit quelquefois l'induration qui l'accompagnait, peu à peu détruite par le travail ulcératif, disparaître entièrement, ne laissant à sa place qu'un ulcère profond & à base molle, qu'à première vue l'on pourrait prendre pour un chancre simple.

30. Contrairement au chancre simple qui, une fois cicatrisé, ne se reproduit jamais spontanément, le chancre infectant peut renaître sur place & de lui-même, c'est-à-dire sans nouvelle contagion.

31. La reproduction du chancre infectant peut avoir lieu sans cause directe appréciable ; mais elle est surtout à craindre quand le chancre a laissé après lui une induration saillante, ayant pour siége des parties exposées à des frottements, telles que la couronne du gland, le méat de l'urèthre, le bord libre du prépuce, &c.

32. Le chancre simple reconnaît généralement pour cause l'inoculation physiologique ou artificielle de la matière purulente d'un chancre simple ou d'un bubon virulent.

33. Dans l'immense majorité des cas, le chancre

infectant a pour origine l'inoculation, sur un
sujet sain, de la matière séreuse ou séro-purulente sécrétée soit par un chancre infectant, soit
par une lésion appartenant à la syphilis secondaire.

34. Le sang d'un sujet syphilitique, inoculé à
un individu sain, peut, comme la matière séreuse
ou séro-purulente d'une lésion primitive ou
secondaire, transmettre un chancre infectant. Ce
genre de contagion est néanmoins fort rare &
d'un effet peu certain.

35. Le chancre infectant communiqué par une
lésion secondaire ou par le sang d'un syphilitique
se produit, en général, avec plus de lenteur & prend
moins de développement que le chancre transmis
par un accident de même ordre.

36. Il y a lieu de supposer qu'un chancre infectant provient de la contagion d'une lésion secondaire, lorsqu'il n'a paru que quatre ou cinq
semaines après la contamination virulente, &
qu'il se présente sous la forme d'une simple
érosion papuleuse, à surface lisse, rouge ou grisâtre, suppurant peu & médiocrement indurée
(*érosion chancreuse* ou *superficielle*).

37. Le chancre simple s'inocule avec la plus
grande facilité & d'une manière à peu près constante, soit sur le malade même, soit sur tout autre
individu, sain ou syphilitique.

38. Lorsqu'on multiplie par inoculations successives le chancre simple sur un même sujet, en ayant le soin d'emprunter au dernier chancre ainsi produit la matière à inoculer, on observe que les nouveaux chancres deviennent de plus en plus petits, à mesure que l'on s'éloigne de la première inoculation. Il arrive même un moment où les inoculations restent sans effet (*syphilisation*).

39. L'immunité produite par la syphilisation ne s'applique qu'à l'action locale du virus syphilitique, & encore n'est-elle que temporaire. Dans aucun cas, elle ne met l'individu qui l'a acquise à l'abri de l'infection constitutionnelle.

40. Bien que le chancre infectant s'inocule moins facilement que le chancre simple sur le malade même ou sur les sujets atteints de syphilis constitutionnelle, les cas dans lesquels cette inoculation réussit sont cependant assez nombreux pour qu'il soit impossible d'établir, sous ce rapport, une distinction radicale entre ces deux variétés de l'ulcère primitif.

41. La réinoculation du chancre infectant sur le malade même a d'autant plus de chances de réussite, que l'ulcère est plus récent, plus vivement enflammé, & qu'il suppure plus abondamment.

42. C'est le globule purulent qui seul, dans la

matière que sécrète un chancre infectant, paraît
avoir la faculté de s'inoculer avec succès sur le
malade même ou sur les sujets syphilitiques ; la
sérosité pure, inoculée dans ces conditions, reste
invariablement stérile.

43. L'inoculation du pus de chancre infectant
sur le malade même ou sur les sujets syphilitiques
engendre le plus souvent, lorsqu'elle réussit, un
ulcère à base molle, ayant tous les caractères extérieurs du chancre simple ordinaire.

44. Si l'on inocule sur un sujet sain, c'est-à-
dire indemne de syphilis, la matière sécrétée par
le chancre à base molle des sujets syphilitiques,
c'est ordinairement un chancre simple qui se produit. Le pus du chancre infectant peut lui-même,
dans quelques cas, donner un résultat semblable.

45. Deux individus sains ayant des rapports
avec une même femme atteinte d'un chancre infectant ou de plaques muqueuses ulcérées, il peut
arriver que l'un d'eux ne contracte qu'un chancre
simple, tandis que l'autre prendra un chancre
infectant.

46. Une fois formé, le chancre simple se transmet généralement dans sa variété ; mais sans
jamais perdre néanmoins la faculté de revenir à
sa forme originelle, le chancre infectant.

6

47. Le chancre infectant & le chancre simple reconnaissent l'un & l'autre pour cause un même principe, le virus syphilitique, dont les effets variés dépendent soit de conditions idiosyncrasiques, soit de qualités propres à la matière virulente elle-même.

48. Dans le chancre simple & le bubon virulent se résume la forme locale de la syphilis, dont le chancre infectant représente le mode constitutionnel.

NEUVIÈME SECTION.

SUITE DU CHANCRE ET DU BUBON.

PROPHYLAXIE, TRAITEMENT.

PRÉVENIR le mal vaut mieux que le guérir. Heureux donc le jour où un nouveau Jenner trouvera le secret de préserver l'humanité de la contagion syphilitique, une des plus redoutables entre toutes celles qui la menacent !

2. C'est faire injure à la raison que de considérer le mal vénérien comme la juste punition du libertinage, & la recherche des moyens propres à s'en garantir comme une œuvre impie & immorale.

3. La syphilis n'atteint pas seulement ceux qui volontairement s'y exposent : un enfant l'apporte en naissant, une femme vertueuse la reçoit de son mari, une nourrice de son nourrisson, &c. Que penser dès lors d'une justice qui confondrait dans le même châtiment innocents & coupables ?

4. La prophylaxie de la syphilis n'est guère plus avancée que celle de la blennorrhagie. Quelques sages précautions peuvent bien diminuer les chances de contracter le mal, mais aucun moyen actuellement connu ne permet de s'en préserver d'une manière certaine.

5. Une erreur trop généralement répandue, c'est que les filles soumises par la police à une surveillance régulière & que l'on suppose efficace, offrent plus de sécurité que les femmes libres. Que de gens qui chaque jour apprennent le contraire à leurs dépens !

6. Il ne faut point oublier que la loi ne garantit aucun brevet, pas même celui de santé, qu'elle semble accorder à ses protégées.

7. Faire disparaître la syphilis de ses foyers légalement patentés est aujourd'hui chose impossible ; mais il serait facile d'en restreindre la propagation par l'emploi de mesures sanitaires mieux en rapport avec nos connaissances actuelles sur la contagion syphilitique.

8. La syphilis, guérie en apparence, peut se maintenir dans l'organisme à l'état latent, & reproduire tout à coup de nouveaux accidents, dont le pouvoir contagieux n'est que trop certain. De là le danger que présente route cohabitation

suivie avec une personne qui en a été atteinte,
danger d'autant plus grand que la maladie remonte à une époque moins éloignée.

9. Une première précaution à prendre, avant
toute rencontre suspecte, est de s'assurer, par
une inspection minutieuse, de l'intégrité des surfaces qui peuvent être directement exposées au
contact du virus syphilitique.

10. La plus petite solution de continuité de
l'épiderme ou de l'épithélium, une écorchure,
une érosion, si légères qu'elles soient, sont autant
de portes ouvertes à l'infection ; il faut attendre
qu'elles soient fermées.

11. Un homme peut contracter la syphilis avec
une femme parfaitement saine, dans les organes
de laquelle du virus syphilitique aurait été récemment déposé par un autre individu. Ce genre de
contagion, dite médiate, est surtout à craindre
dans les maisons de prostitution.

12. Le sang des sujets syphilitiques étant contagieux, toute femme qui a la vérole se trouve,
à chaque époque menstruelle, en état de communiquer sa maladie, alors même qu'elle n'en aurait
aucun symptôme apparent.

13. De toutes les précautions indiquées contre
la contagion syphilitique, la meilleure est l'appli-

cation d'un corps gras, cold-cream ou axonge. Ce moyen a pour effet, non seulement de fortifier l'obstacle naturel qu'opposent à l'absorption virulente l'épiderme & l'épithélium, mais encore de rendre l'accès plus facile, & d'empêcher ainsi les excoriations que l'hygiène prescrit à bon droit d'éviter.

14. Le condom, supposé qu'il reste intact & ne se déplace pas, ne peut étendre sa protection au delà des surfaces qu'il recouvre. Son action est donc insuffisante contre le virus syphilitique, dont l'inoculation peut toujours s'effectuer sur les parties environnantes laissées à découvert.

15. *Omne animal post coïtum triste....* Moment propice aux inspirations de la prudence, et dont il faut se hâter de profiter, pour faire aussitôt les ablutions recommandées en pareil cas.

16. Des nombreuses substances qui ont été proposées pour neutraliser immédiatement & sur place le virus syphilitique, l'essence de citron, étendue dans un mélange d'alcool & de savon, est celle qui offre le plus de garantie. Son odeur agréable & la facilité de son emploi en font le cosmétique le mieux approprié à cet usage.

17. Toute lésion d'apparence douteuse (érosion, vésicule, pustule, &c.), se produisant quel-

ques jours ou quelques semaines après un coït
suspect, doit être cautérisée sans retard.

18. Il faut faire pour le chancre à son début
ce que l'on fait pour la pustule maligne, pour la
morsure d'un chien hydrophobe ou d'un reptile
venimeux : il faut le détruire complétement dès
son apparition.

19. Pour détruire complétement un chancre, il
est nécessaire d'avoir immédiatement recours à un
caustique puissant : acides concentrés, pâtes de
Vienne, de Canquoin, &c. Le crayon d'azotate
d'argent, employé dans ce but, serait le plus souvent inefficace.

20. Si la cautérisation du chancre à son début n'empêche pas toujours le développement de
la syphilis constitutionnelle, elle a du moins pour
effet de détruire l'ulcère primitif, & de tarir ainsi
une suppuration virulente, qui pourrait devenir
pour d'autres une source d'infection.

21. Tant qu'un chancre reste mou, la cautérisation destructive est le moyen le plus prompt
& le plus efficace qu'on puisse lui opposer, quel
que soit le temps écoulé depuis son début. On
transforme de la sorte l'ulcère virulent en une
plaie simple, qui ne tarde pas à se cicatriser.

22. La cautérisation destructive du chancre

mou n'est malheureusement pas toujours prati-
cable. La trop grande étendue de l'ulcère en surface ou en profondeur, sa position dans certaines
régions d'un accès difficile ou qu'il importe de
ménager, sont autant de contre-indications dont
il faut tenir compte.

23. Beaucoup de chancres mous se guérissent
sans former de cicatrice visible. La cautérisation
destructive, appliquée à de tels chancres, serait
donc un remède pire que le mal si, en raison de
la largeur de l'ulcère & du lieu qu'il occupe, on
pouvait craindre qu'elle ne laissât après elle le
stigmate indélébile d'une lésion que l'on a toujours intérêt à cacher.

24. Dans tous les cas où la cautérisation destructive d'un chancre mou n'est pas possible, il
est bon d'avertir le malade qu'un temps assez
long sera nécessaire pour obtenir sa guérison.

25. Les pommades ou onguents mercuriels, &
en général, tous les corps gras doivent être sévèrement exclus du traitement local du chancre
mou. Ces substances sont ici plus nuisibles qu'u-
tiles, en ce sens qu'elles favorisent la suppuration
& l'extension de l'ulcère, sans en abréger la durée.

26. Le traitement local du chancre mou doit
avoir pour but : 1° de modérer la sécrétion virulente ; 2° de neutraliser le virus à mesure qu'il

se produit ; 3° de protéger les tissus ambiants contre de nouvelles inoculations. Les topiques astringents ou légèrement caustiques sont ceux qui répondent le mieux à cette triple indication.

27. Tant qu'un chancre conserve sa mollesse, & que les ganglions qui lui correspondent ne présentent aucun symptôme de nature à faire craindre l'infection constitutionnelle, le traitement local est suffisant, à la condition cependant que le malade jouisse d'une bonne constitution.

28. Chez les sujets affectés d'anémie ou de lymphatisme, les amers & les ferrugineux devront être prescrits à l'intérieur, comme adjuvants des moyens locaux mis en usage pour hâter la guérison du chancre simple.

29. Le fer rougi à blanc, la pâte de Vienne, les acides concentrés ou autres caustiques du même ordre, sont les seuls agents sur lesquels on puisse compter pour détruire le phagédénisme.

30. En dehors de la cautérisation destructive, l'art ne possède contre le phagédénisme que des remèdes empiriques, trop souvent inefficaces & toujours incertains.

31. Tel médicament qui a réussi à guérir un chancre phagédénique, échoue contre un autre chancre entièrement semblable.

32. Dans le traitement du phagédénisme, comme de tant d'autres maladies rebelles, le succès de la veille ne garantit pas celui du lendemain.

33. Toutes les fois qu'un chancre simple donne lieu à un engorgement douloureux des ganglions voisins, il faut, dans l'impossibilité où l'on est alors de savoir d'avance si le bubon qui se forme sera simple ou virulent, chercher à en obtenir la résolution.

34. Si, malgré les moyens résolutifs employés pour combattre un bubon simple en voie de développement, la suppuration se produit, il est bon d'attendre, avant de pratiquer l'ouverture de l'abcès, que celui-ci soit mûr & sur le point de s'ouvrir de lui-même.

35. Il n'est pas rare de voir le pus d'un bubon simple disparaître spontanément ; la tumeur, déjà fluctuante, s'affaisse & s'en va comme elle était venue, sans laisser aucune trace & sans que cette résorption expose le malade à aucun danger.

36. Le médecin chargé de traiter un bubon suppuré, ne doit pas avoir seulement pour but d'en délivrer promptement son malade ; il doit encore & surtout s'efforcer d'obtenir, après la guérison, une cicatrice aussi petite & aussi peu apparente que possible.

37. L'ouverture des bubons, pratiquée au dernier moment & avec la pointe d'une lancette, est préférable au débridement prématuré, lequel exige toujours une incision plus large & plus profonde.

38. Lorsqu'un bubon étant ouvert, on voit les bords & le fond de la plaie prendre l'aspect chancreux, il faut se hâter d'intervenir par une médication locale énergique. Il y a péril en la demeure, car ce nouveau chancre ganglionnaire a beaucoup de tendance à se compliquer de phagédénisme.

39. Tous les remèdes locaux employés contre le chancre simple ordinaire conviennent au traitement du bubon chancreux : cautérisation destructive, pansement avec le vin aromatique, le tartrate de fer & de potasse, le sulfate d'alumine, la teinture d'iode, &c.

40. La cautérisation destructive qui, pour le chancre mou, est le remède par excellence, devient complétement inutile & même nuisible quand il s'agit d'un chancre spécifiquement induré.

41. Non seulement la cautérisation destructive, appliquée au chancre induré, n'empêche pas le développement des symptômes généraux de la syphilis, mais encore a-t-elle pour effet constant

d'accroître le volume de l'induration & de retarder la cicatrisation de l'ulcère.

42. Trois ou quatre pansements par jour, avec de la charpie recouverte d'une légère couche de pommade mercurielle, suffisent, dans les cas ordinaires, au traitement local du chancre induré.

43. Lorsqu'un chancre induré suppure abondamment & menace de s'étendre au delà de ses limites normales, il faut alors avoir recours aux divers topiques astringents que l'on emploie contre le chancre simple.

44. L'induration spécifique étant le premier symptôme & le signe irrécusable de l'infection constitutionnelle, il convient, dès qu'elle existe, de soumettre aussitôt le malade au traitement général de la syphilis.

45. En présence d'un chancre spécifiquement induré, attendre pour prescrire les antisyphilitiques que la maladie se soit manifestée sous ses formes secondaires, est une pratique mauvaise & irrationnelle. Pourquoi retarder la défense, quand déjà l'ennemi est dans la place ?

46. Si l'expectation est condamnable, alors qu'on se trouve en présence d'un chancre dont le caractère infectant est de toute évidence, elle devient, au contraire, la meilleure règle de conduite, quand le diagnostic est incertain.

47. « Dans le doute abstiens-toi, » dit la sagesse.
Mieux vaut donc, s'il n'est pas possible de reconnaître immédiatement la nature d'un chancre, attendre l'apparition des symptômes généraux de la syphilis, que de condamner le malade aux ennuis d'un traitement toujours long & peut-être inutile.

48. L'adénopathie symptomatique du chancre infectant n'exige le plus souvent aucun traitement local. Cependant si la tumeur ganglionnaire prend un développement excessif, les emplâtres & onguents résolutifs peuvent être alors utilement appliqués.

49. Beaucoup de malades ayant un chancre infectant, sont tourmentés par la crainte de voir l'adénopathie qui l'accompagne se transformer en un bubon phlegmoneux. On peut à cet égard les rassurer pleinement, la suppuration étant, dans ce cas, tout à fait exceptionnelle.

50. Lorsqu'un chancre infectant a laissé après lui une induration volumineuse, il est bon de prévenir le malade de la possibilité d'une rupture de la cicatrice qui la recouvre &, par suite, de la formation d'un nouvel ulcère virulent.

DIXIÈME SECTION.

SYPHILIS CONSTITUTIONNELLE.

ACCIDENTS SECONDAIRES.

JAMAIS les symptômes généraux de la syphilis acquise ne se produisent d'emblée. Ils sont toujours & fatalement précédés par le chancre.

2. Une période dite d'incubation, dont la durée peut varier de quelques semaines à trois ou quatre mois, sépare constamment le début du chancre infectant de l'apparition des accidents généraux de la syphilis.

3. Lorsqu'à la suite d'un chancre dont le diagnostic est resté douteux, six mois se passent sans qu'aucun accident constitutionnel se manifeste, on peut être certain que le malade n'a pas subi l'infection générale, alors même que pendant tout ce temps il aurait régulièrement suivi un traitement spécifique.

4. Rien ne peut empêcher, chez un malade

qui a eu un chancre infectant, la production des
accidents généraux de la syphilis. Leur développement, dans le délai normal, est constant, inévitable, quels que soient le tempérament, l'âge, le
sexe, &c., des individus infectés.

5. Un des premiers effets de la diffusion du
virus syphilitique dans l'organisme est une altération du sang, laquelle se révèle à l'analyse par
une légère augmentation de l'albumine & par
une diminution souvent considérable des globules.

6. Chez la plupart des malades, l'altération du
sang consécutive à l'absorption du virus syphilitique se traduit par divers symptômes analogues
à ceux qui caractérisent la chloro-anémie : pâ-
leur du visage, tristesse, abattement, palpitations,
lassitude musculaire, douleurs rhumatoïdes, &c.

7. La chloro-anémie syphilitique n'est que
temporaire. Coïncidant le plus souvent avec la
période de réparation du chancre, elle disparaît
dès que se manifestent sur la peau ou sur les
muqueuses les premiers effets de l'intoxication
vénérienne.

8. Nul symptôme syphilitique n'est plus sensible que la chloro-anémie à l'action des spécifiques.

9. Il est rare que les malades auxquels on a

prescrit de bonne heure le traitement mercuriel, soient gravement atteints de chloro-anémie ; souvent même cette période prodromique de la syphilis passe pour eux inaperçue.

10. De toutes les maladies diathésiques ou constitutionnelles, la syphilis est la plus régulière, la plus méthodique dans son développement. Accidents *primitifs*, accidents *secondaires* & accidents *tertiaires* se succèdent dans un ordre invariable.

11. La syphilis, à mesure qu'elle vieillit, porte son action sur des organes de plus en plus profonds.

12. A la syphilis secondaire appartiennent la peau & les muqueuses ; à la syphilis tertiaire sont soumis les tissus & organes sous-jacents : tissus cellulaire, fibreux, osseux, muscles & viscères.

13. Tout chancre infectant est fatalement suivi, dans le délai voulu, des manifestations de la syphilis secondaire. Cette fatalité ne s'applique point aux accidents tertiaires.

14. Comme toutes les autres maladies, la syphilis présente divers degrés d'intensité ; elle peut être légère ou grave, ne faire pour ainsi dire qu'effleurer l'organisme, ou l'altérer profondément.

15. Il est généralement possible, d'après la
forme & l'aspect d'un chancre infectant, de prévoir quelle sera l'intensité de la syphilis dont ce
chancre est le point de départ.

16. Un chancre peu développé, superficiel &
médiocrement induré, annonce ordinairement une
syphilis légère ou de moyenne intensité; un
chancre profondément ulcéré, à tendance phagédénique, suppurant beaucoup & fortement induré,
doit faire craindre un syphilis grave.

17. Les variations que l'on observe dans l'intensité de la syphilis constitutionnelle peuvent
dépendre de l'âge, du tempérament, de la manière
de vivre, &c.; mais elles tiennent encore & plus
peut-être à la qualité du virus inoculé, c'est-à-
dire à son degré de force ou d'activité.

18. Aucun rapport n'existe entre le siége du
chancre infectant & le degré d'intensité des symptômes généraux qui en sont la suite.

19. Les lésions secondaires de forme humide
ou suppurative (plaques muqueuses, ecthyma,
rupia, tubercules ulcérés, &c.) sont toutes contagieuses. La matière séro-purulente qu'elles sécrètent, inoculée à un sujet sain, lui communique
un chancre, généralement infectant.

20. La syphilis constitutionnelle a constamment

pour point de départ un chancre, & spécialement
un chancre induré, lors même qu'elle a été transmise par le produit d'un accident secondaire.

21. Si l'on inocule au malade même ou à tout
autre sujet syphilitique la matière fournie par
une lésion secondaire, le résultat est presque
toujours négatif. Quand, par exception, l'inoculation réussit, elle produit un ulcère à base molle,
entièrement analogue au chancre simple.

22. Comme la plupart des maladies virulentes,
variole, rougeole, scarlatine, &c., la syphilis
constitutionnelle ne se reproduit pas, sauf de très-
rares exceptions, sur les individus qui en ont été
une fois atteints.

23. Il peut arriver que l'inoculation du pus
sécrété par une lésion secondaire n'engendre,
même sur un sujet sain, qu'une syphilis locale,
c'est-à-dire un chancre mou, non suivi d'accidents
généraux.

24. Le sang des sujets syphilitiques est contagieux, mais à un degré moindre que les produits
de sécrétion des lésions secondaires.

25. Le pouvoir contagieux des accidents secondaires diminue à mesure que la syphilis s'éloigne
de son début. Peut-être même, dans ses formes

ultimes, la maladie perd-elle complétement la faculté de se transmettre par contagion.

26. La syphilis communiquée par une lésion secondaire est, en général, moins grave que celle qui a pour origine la contagion d'un accident primitif. Elle est d'autant plus bénigne que la lésion dont elle procède appartient à une syphilis plus ancienne.

27. On désigne sous le nom de *syphilides* les éruptions syphilitiques de la peau. Ces éruptions peuvent présenter la plupart des formes élémentaires que l'on observe dans les autres affections cutanées, mais avec des différences qui permettent le plus souvent d'en reconnaître *de visu* la nature & l'origine.

28. Parmi les syphilides, les unes sont sèches, plastiques, à tendance résolutive (*syphilides érythémateuses, papuleuses, squammeuses*); les autres sont humides, suppurantes, à tendance ulcérative (*syphilides vésiculeuses, bulleuses, pustuleuses, tuberculo-crustacées*).

29. Les diverses éruptions syphilitiques ne se produisent pas toutes à la même époque. On peut, sous ce rapport, les diviser en syphilides précoces & en syphilides tardives.

30. Plus une syphilide est précoce, plus elle

est superficielle & disposée à s'étendre sur de
plus larges surfaces (*roséole, érythème papuleux,
syphilides lenticulaire, varicelliforme, etc.*) Les
syphilides tardives sont toujours plus profondes
& plus étroitement localisées à telle ou telle
région (*ecthyma, rupia, impétigo, tubercules ulcérés, etc.*).

31. Telle est la régularité avec laquelle se
succèdent les diverses variétés de syphilides, qu'un
médecin expérimenté peut aisément reconnaître,
d'après leur forme & leur aspect, l'âge relatif de
chacune d'elles.

32. Chaque forme de syphilide correspond à
un degré plus ou moins élevé de l'infection vénérienne. Elle en mesure ainsi la gravité dans le
présent, en même temps qu'elle permet d'en
pronostiquer les manifestations futures.

33. Lorsqu'à la suite d'un chancre infectant,
la première poussée syphilitique ne se traduit que
par quelques marbrures de roséole répandues
seulement sur le ventre ou sur la poitrine, il est
permis d'espérer une syphilis bénigne. Le pronostic sera moins favorable, si la roséole envahit
le dos, les membres & surtout le visage.

34. Quelquefois la roséole se présente sous
la forme de taches nombreuses plus ou moins
larges, légèrement saillantes, disposées en cercles

ou en anneaux (*érythème papuleux*). Cette éruption, plus tenace que la roséole simple, indique toujours un degré plus élevé de l'infection constitutionnelle.

35. Si la roséole n'est pas ordinairement de longue durée, elle se reproduit en revanche avec une extrême facilité.

36. Les récidives de la roséole n'ont rien d'alarmant, quand elles ont lieu dans les trois ou quatre premiers mois qui suivent la première poussée; mais il n'en est pas de même quand l'éruption reparaît après un temps plus long; on peut craindre alors une syphilis fortement enracinée dans l'organisme.

37. Les syphilides de forme papuleuse ou squammeuse peuvent coïncider avec la roséole ou lui succéder immédiatement. Leur pronostic est toujours fâcheux, en ce sens qu'elles ont peu de tendance à disparaître spontanément, & qu'elles sont l'indice d'un travail plus profond & plus persistant de la diathèse vénérienne.

38. Hormis quelques cas rares de syphilis maligne ou galopante, les syphilides humides (*ecthyma, impétigo, rupia, tubercules ulcérés, etc.*) ne se produisent jamais comme première manifestation de la syphilis secondaire. Dans tous les cas, leur pronostic est grave.

39. Les papules croûteuses du cuir chevelu, que l'on observe d'une manière à peu près constante chez tous les sujets syphilitiques, ne fournissent aucune indication spéciale relativement au pronostic de la syphilis.

40. Quand l'éruption du cuir chevelu, au lieu d'être constituée par quelques croûtes lenticulaires, prend dès le début les caractères de l'impétigo, cela dénote une syphilis grave.

41. Un des symptômes les plus communs & les plus persistants de l'infection vénérienne est l'engorgement plastique des ganglions cervicaux. Cet engorgement est ordinairement lié aux éruptions spécifiques du cuir chevelu; mais on l'observe aussi chez des individus dont le cuir chevelu n'offre aucune lésion apparente.

42. Toute personne ayant un engorgement plastique des ganglions cervicaux, chose facile à constater, doit être tenue pour suspecte.

43. Les éruptions papuleuses ou papulo-squammeuses de la paume des mains ou de la plante des pieds doivent faire craindre une syphilis, sinon de forme grave, du moins de longue durée.

44. Une éruption dartreuse ou de toute autre nature peut coïncider avec une éruption syphilitique. Ainsi l'on peut voir, sur un même sujet, le

prurigo formicans & la syphilide lenticulaire en-
tremêler leurs papules ; la gale, le pithyriasis parasitaire coexister avec la roséole ; le psoriasis ou
lèpre vulgaire, avec le psoriasis vénérien, &c.

45. Il faut bien se garder de confondre avec
la roséole syphilitique, le pithyriasis parasitaire
ou versicolor (*éphélides, taches hépatiques*), affection très-commune, surtout au printemps & en
été.

46. Très-grave serait l'erreur du praticien qui
prendrait pour une roséole syphilitique, soit le
pithyriasis parasitaire, soit encore l'érythème que
produit parfois l'ingestion du copahu, puisque cette
erreur aurait pour conséquence de condamner le
malade à un traitement mercuriel complétement
inutile.

47. L'éruption vulgaire qui, par sa forme &
son aspect, se rapproche le plus de la syphilide
papuleuse, est le prurigo simplex ou formicans. Il
suffit, pour éviter toute confusion, de se rappeler
que la papule prurigineuse, fréquemment écorchée
par les ongles du malade, est presque toujours
recouverte d'une croûte noirâtre de sang desséché que ne présente jamais la papule syphilitique.

48. Quand un malade ayant une éruption re-
connue syphilitique accusera de vives déman-
geaisons, un examen attentif fera presque toujours

reconnaître, associée à la dermatose vénérienne, une autre éruption dartreuse ou parasitaire.

49. Les diverses diathèses ou maladies constitutionnelles (*dartre, arthritis, scrofule, syphilis, etc.*) peuvent affecter simultanément l'organisme ; mais chacune d'elles conserve ses caractères propres, son unité pathologique. Jamais on ne les voit se combiner entre elles, de manière à engendrer des formes mixtes ou hybrides.

50. Parmi les caractères distinctifs des syphilides (couleur jaunâtre ou cuivrée, forme circulaire, absence de prurit, &c.), il convient de placer la *polymorphie*, c'est-à-dire l'évolution simultanée ou successive, sur un même sujet, de plusieurs éruptions de formes différentes, phénomène qui ne s'observe que très-rarement dans les autres affections cutanées.

51. Non seulement plusieurs syphilides de formes différentes peuvent coexister ou se succéder chez un même sujet, mais encore on voit fréquemment une première éruption se transformer sur place, à mesure que le mal progresse. Ainsi des taches de roséole se gonflent & se convertissent en papules, lesquelles se couvrent de squammes ou se changent en vésicules, en pustules, &c.

52. La classification des syphilides en genres & en espèces n'a de valeur qu'au point de vue

didactique. En réalité, les syphilides ne constituent, dans leur ensemble, qu'un seul & même symptôme, dont les formes variées ne font que traduire au dehors les différentes phases de la diathèse.

ONZIÈME SECTION.

DE LA SYPHILIS CONSTITUTIONNELLE.

ACCIDENTS SECONDAIRES.

LA syphilis constitutionnelle se traduit sur les membranes muqueuses par des lésions entièrement analogues à celles qu'elle produit sur la peau. Ces lésions pourraient être justement nommées *syphilides muqueuses*.

2. A la roséole ou érythème cutané correspond l'*érythème muqueux;* aux syphilides papuleuses ou squammeuses correspondent la *plaque muqueuse* & le *psoriasis;* aux syphilides vésiculeuses, bulleuses, pustuleuses & tuberculo-crustacées, les *ulcères* & les *tubercules muqueux.*

3. Mieux que toute autre lésion, la plaque muqueuse caractérise la période secondaire de la syphilis; elle en est le signe par excellence, le symptôme le plus général & le plus constant.

4. La syphilis constitutionnelle peut, chez cer-

tains sujets, ne produire aucune lésion de la peau ;
mais il n'arrive jamais que le tégument muqueux
reste complétement à l'abri de ses atteintes.

5. Chez l'homme, les lésions secondaires du
tégument muqueux ont pour siége le plus ordinaire les amygdales, le voile du palais, la langue
& la face interne des lèvres.

6. Rarement un homme atteint de syphilis constitutionnelle parvient au quatrième mois de sa
maladie, sans présenter quelque lésion spécifique
de la gorge, des lèvres ou de la langue.

7. Les plaques muqueuses de la gorge n'offrent
point par elles-mêmes beaucoup de gravité ; mais
leur durée toujours longue & leur déplorable
tendance à se reproduire en font un des symptômes les plus fâcheux de la syphilis secondaire.

8. Sans être absolument rares, les plaques
muqueuses de la gorge, des lèvres & de la langue
sont, chez la femme, beaucoup moins fréquentes
& surtout moins tenaces que chez l'homme.
Cette différence paraît uniquement dépendre de ce
que, chez la femme, la muqueuse buccale est
moins souvent exposée au contact irritant des
alcooliques ou de la fumée de tabac.

9. C'est la vulve qui, chez la femme, est le
siége habituel des plaques muqueuses. Leur dé-

veloppement dans cette région offre le même degré de fréquence & la même tendance à récidiver que les lésions gutturales chez l'homme.

10. Les plaques muqueuses de la vulve & du col utérin sont, pour l'homme, une des sources les plus communes de l'infection syphilitique.

11. Si, chez la femme, la production de lésions secondaires sur la muqueuse des organes sexuels constitue la règle, elle est l'exception chez l'homme. Le plus souvent, en effet, la muqueuse glando-préputiale échappe aux atteintes de la syphilis secondaire.

12. Aux plaques muqueuses de la vulve & du sillon glando-préputial succèdent parfois des végétations qui, par leurs caractères extérieurs, ne diffèrent en rien des lésions de ce genre causées par le contact du muco-pus blennorrhagique ou par toute autre irritation non spécifique.

13. Les plaques muqueuses de la région anale s'observent plus fréquemment chez la femme que chez l'homme. Presque toujours, chez ce dernier, elles coïncident avec des lésions analogues des amygdales ou du voile du palais.

14. Lorsque chez un malade ayant des plaques muqueuses dans la gorge, la voix vient à s'altérer d'une manière notable, il y a lieu de soupçonner

le développement dans le larynx de quelque lésion secondaire. De même un certain degré de
surdité peut être la conséquence de plaques muqueuses occupant soit le conduit auditif externe,
soit les trompes d'Eustache.

15. Des plaques ou papules syphilitiques entièrement semblables à celles qui ont pour siége les
muqueuses, peuvent également se produire sur le
scrotum, dans le creux de l'ombilic, dans l'intervalle des orteils, sur le mamelon, autour des
oreilles, en un mot, dans toutes les régions où la
peau est naturellement fine & humide.

16. Produit spécial, exclusivement propre à la
diathèse vénérienne, la plaque muqueuse peut se
montrer à toutes les époques de la syphilis, soit
isolément, soit conjointement avec toutes les autres
lésions qui appartiennent à cette maladie.

17. Quelquefois la plaque muqueuse succède
immédiatement au chancre, par une sorte de trans-
formation *in situ*, assez fréquente chez la femme,
de l'accident primitif en accident secondaire.

18. Règle générale, les plaques muqueuses
apparaissent en même temps que la roséole, ou
la suivent de très-près; mais leur évolution se
continue bien au delà de l'éruption cutanée. Souvent même on les retrouve encore aux dernières
limites de la période secondaire.

19. Comme les éruptions cutanées, les plaques muqueuses peuvent servir de base au pronostic de la syphilis. Leur nombre, leur durée, leur siége, la fréquence de leurs récidives permettent généralement d'apprécier, pour chaque malade, le degré d'intensité de la diáthèse.

20. Il importe beaucoup de tenir compte, comme élément de pronostic, non-seulement de la région qu'occupent les plaques muqueuses, mais encore des conditions d'excitation locale auxquelles leur développement peut être soumis.

21. L'habitude de fumer peut entretenir & reproduire pendant longtemps des plaques muqueuses sur les lèvres & dans la gorge de malades qui n'ont qu'une syphilis faible ou de moyenne intensité. De même pour la vulve & la région anale, par suite d'excitations sexuelles ou par défaut de propreté.

22. Quand plusieurs mois après une première poussée de plaques muqueuses, une nouvelle éruption se reproduit spontanément, c'est-à-dire sans aucune cause d'irritation locale, il y a lieu de craindre une syphilis grave ou de longue durée. Le pronostic est surtout fâcheux, si l'éruption porte sur d'autres points que ceux qui ont été primitivement affectés.

23. Les plaques muqueuses qui occupent l'in-

tervalle des orteils, le creux de l'ombilic, l'angle péno-scrotal, le pourtour des oreilles ou autres régions éloignées de leur siége habituel, indiquent généralement une syphilis d'une certaine gravité.

24. Chez beaucoup de malades affectés d'une syphilis déjà ancienne, les lèvres & plus particulièrement les bords & la pointe de la langue se couvrent de petites tâches blanchâtres, opalines, au niveau desquelles la muqueuse est quelquefois fendillée ou légèrement ulcérée. Cette lésion, peu connue malgré son extrême fréquence, est le *psoriasis muqueux*.

25. Comme le psoriasis cutané, le psoriasis muqueux est une affection des plus rebelles, surtout chez les individus qui ne peuvent se priver de fumer. On le voit, quoi que l'on fasse, se reproduire pendant des mois, des années entières, alors que tous les autres symptômes syphilitiques ont depuis longtemps disparu.

26. Le psoriasis muqueux, peu grave comme lésion locale, n'en est pas moins un accident fâcheux par l'inquiétude que sa ténacité fait naître chez la plupart des malades, qui voient en lui la persistance de leur diathèse, & la menace incessante de nouvelles manifestations.

27. Aucun symptôme syphilitique n'est plus commun que l'*alopécie*. Il est bien rare qu'un

malade traverse la période secondaire de la syphilis, sans en être plus ou moins affecté.

28. Peu marquée dans ses formes précoces,
l'alopécie syphilitique est susceptible de prendre,
dans ses formes tardives, un très-grand développement. La dépilation peut être poussée, chez
quelques sujets, jusqu'à la perte totale des cheveux, des sourcils, de la barbe & des autres parties
du système pileux.

29. Par une erreur involontaire ou calculée,
le mercure, employé pour guérir la syphilis, a
été accusé d'être la principale cause de l'alopécie.
L'observation clinique prouve, au contraire, que
ce symptôme est d'autant plus fréquent & plus
prononcé, que le traitement mercuriel a été plus
tardivement administré.

30. Dans l'alopécie syphilitique, les cheveux
tombent également de toute la surface du cuir
chevelu, ce qui distingue surtout ce genre d'alopécie de la calvitie vulgaire, laquelle a constamment pour siége le sinciput & les parties les plus
élevées des régions temporales.

31. L'alopécie syphilitique est pour la plupart
des malades un sujet de vives inquiétudes : on
peut à cet égard les rassurer complétement. Quand
il n'existe aucune lésion grave du cuir chevelu,
ni aucune prédisposition acquise ou héréditaire à

la calvitie, la chevelure, si éclaircie qu'elle ait pu être, revient toujours à son premier état.

32. *L'onyxis* syphilitique est un symptôme fâcheux, non-seulement comme lésion locale, mais encore parce qu'il se rattache le plus souvent à une syphilis de forme grave.

33. Il est rare de voir les lésions secondaires de l'œil, *iritis* & *choroïdite*, se produire avant le quatrième ou après le douzième mois de l'infection syphilitique.

34. Bien que les lésions secondaires de l'œil, heureusement peu fréquentes, puissent coïncider avec toutes les syphilides, c'est avec les éruptions papuleuses ou papulo-squammeuses qu'on les observe le plus communément.

35. De toutes les causes capables de favoriser le développement de l'iritis syphilitique, la plus puissante est la fatigue de la vue : ce qui explique la fréquence relative de cette affection chez les individus dont la profession exige une application soutenue de l'organe visuel.

DOUZIÈME SECTION.

DE LA SYPHILIS CONSTITUTIONNELLE.

ACCIDENTS TERTIAIRES.

CHEZ le plus grand nombre des malades, la syphilis, convenablement traitée, se borne aux accidents de la peau & des muqueuses, dont l'ensemble constitue sa période dite secondaire ; dans quelques cas seulement, elle franchit cette limite & accomplit sa troisième phase, envahissant alors les tissus profonds, les os & les viscères.

2. La seconde période de la syphilis est ordinairement de quinze à dix-huit mois. Il n'est pas rare cependant de voir des malades chez qui les accidents secondaires se renouvellent à plusieurs reprises, pendant un temps beaucoup plus long, sans que jamais la syphilis prenne chez eux la forme tertiaire.

3. Aucun temps déterminé ne sépare la seconde de la troisième période de la syphilis. Quelque-

fois ces deux périodes se succèdent immédiatement ou dans un très-court délai ; mais en général ce n'est qu'après plusieurs mois, & le plus souvent même après plusieurs années, que la syphilis tertiaire se manifeste.

4. Il peut arriver que des accidents tertiaires, un sarcocèle, une exostose, &c., se produisent vingt & même trente ans après la période secondaire, le malade ayant, pendant tout ce temps, présenté les apparences d'une santé parfaite.

5. Jamais la syphilis tertiaire ne se produit d'emblée, c'est-à-dire, sans avoir été précédée de quelques-uns des symptômes appartenant à la syphilis secondaire.

6. Contrairement au préjugé vulgaire, la curabilité de la syphilis, loin d'être l'exception, constitue la règle. La preuve en est donnée par le nombre relativement petit des individus chez qui la maladie parvient à sa période tertiaire.

7. On peut dire, sans exagération, que, sur cent malades, quatre-vingt-dix au moins guérissent de la syphilis ; quelques-uns spontanément, le plus grand nombre par l'intervention des spécifiques.

8. Sauf de très-rares exceptions, la syphilis constitutionnelle ne se produit jamais deux fois

chez le même individu ; mais cela ne prouve rien contre la curabilité de cette maladie. Autant vaudrait nier la curabilité de la variole, de la scarlatine, de la fièvre typhoïde, &c., qui, comme la syphilis, ne récidivent presque jamais.

9. Bien que la syphilis soit une maladie curable dans la plupart dés cas, aucun signe particulier n'en révèle sûrement la guérison. L'art clinique ne fournit sur ce point que des probabilités.

10. Quand la période secondaire de la syphilis ne dépasse pas sa durée normale, c'est-à-dire quinze à dix-huit mois, & que les accidents par lesquels elle se manifeste vont en s'atténuant à mesure que la maladie s'éloigne de son début, il y a tout lieu de compter sur la guérison.

11. Si les accidents secondaires, bien que se prolongeant au delà de leur durée normale, n'augmentent pas d'intensité à mesure qu'ils vieillissent, on peut encore espérer la guérison. Mais il n'en est pas de même si ces accidents vont en s'aggravant : la syphilis tertiaire devient alors de plus en plus imminente.

12. Une mauvaise hygiène, l'anémie, le lymphatisme, la scrofule, toutes les causes, en un mot, qui tendent à affaiblir l'organisme, favorisent le développement de la syphilis tertiaire. A ces con-

ditions il faut encore ajouter, & mettre au premier rang, l'absence de tout traitement spécifique.

13. Aucun fait clinique ou expérimental n'a jusqu'à présent démontré la contagiosité de la syphilis tertiaire. Il serait néanmoins imprudent, dans l'état actuel de la science, d'affirmer que toutes les lésions de cet ordre sont, sous ce rapport, complétement inoffensives.

14. Les divers accidents par lesquels se traduit la syphilis tertiaire peuvent être divisés, comme ceux de la période secondaire, en accidents secs ou à tendance résolutive (*tumeurs fibro-plastiques, périostoses, exostoses,* &c.), & en accidents humides ou à tendance suppurative (*gommes, caries, nécroses,* &c.).

15. La régularité que l'on observe dans le mode de développement & de succession des symptômes secondaires de la syphilis, n'existe pas pour les accidents de la période tertiaire.

16. La syphilis, dans sa période tertiaire, frappe comme au hasard, sans qu'il soit possible d'apercevoir aucun ordre, aucun enchaînement dans la série de ses manifestations.

17. Si quelques accidents tertiaires peuvent être reconnus à première vue, il en est beaucoup d'autres dont le diagnostic exige une grande

attention. Ce n'est pas toujours chose facile que
de distinguer, par exemple, le sarcocèle vénérien
des sarcocèles tuberculeux, cancéreux ou autres
affections chroniques du testicule ; l'ostéite syphilitique, de l'ostéite scrofuleuse ; certaines tumeurs
fibro-plastiques, de tumeurs analogues étrangères
à la syphilis.

18. La syphilis dite viscérale n'a pas de symptômes qui lui soient exclusivement propres.

19. On soupçonne, on devine plutôt qu'on ne
reconnaît, pendant la vie, la nature syphilitique
d'une lésion interne, d'après les antécédents du malade, les symptômes concomitants, & surtout
d'après les effets du traitement : *naturam mor-
borum ostendunt curationes*.

20. Parmi les lésions appartenant à la syphilis
tertiaire, une seule paraît offrir des caractères
anatomiques spéciaux : c'est la gomme ou tumeur
gommeuse.

21. La gomme est à la syphilis tertiaire ce que
la plaque muqueuse est à la syphilis secondaire,
c'est-à-dire le produit le plus général & le plus
caractéristique de cette période ultime de la diathèse.

22. Les tumeurs gommeuses ont pour siége
habituel le tissu cellulaire sous-cutané & le tissu

cellulaire sous-muqueux ; mais elles peuvent également se développer dans le tissus conjonctif des
organes profonds, où elles constituent la plupart
des lésions viscérales d'origine syphilitique.

23. Après le tissu cellulaire, c'est le système
osseux que la syphilis tertiaire envahit le plus
fréquemment. Sous ce rapport, la syphilis se rapproche ici de la scrofule, laquelle n'a pas moins
de tendance à porter son action sur les os & sur
le périoste.

24. Toute lésion osseuse d'origine diathésique
doit, chez un adulte, faire immédiatement soupçonner la syphilis ou la scrofule. Le problème se
réduit donc à déterminer, d'après les caractères
particuliers de la lésion & l'état général du sujet,
laquelle de ces deux diathèses doit être mise en
cause.

25. La périostite & l'ostéite de forme sèche ou
plastique, d'où procèdent les tumeurs osseuses
dites périostoses ou exostoses, sont presque toujours de nature syphilitique.

26. La nécrose & la carie que produisent la
périostite & l'ostéite de forme humide ou suppurative, ont chacune une valeur différente au point
de vue du diagnostic : la nécrose, en effet, s'observe
également dans la scrofule & dans la syphilis,

tandis que la carie est le plus souveut d'origine scrofuleuse.

27. Un des symptômes les plus caractéristiques de la périostite & de l'ostéite syphilitiques est la douleur dite *ostéocope*. Ce symptôme appartient surtout aux formes sèches ou plastiques, dont il précède & accompagne le développement.

28. Dans la périostite & dans l'ostéite syphilitiques de forme suppurative, la douleur ostéocope fait ordinairement défaut. Elle est alors remplacée par la douleur vulgaire du phlegmon ou de l'abcès.

29. Les os plats & la diaphyse des os longs sont les parties du squelette que la syphilis attaque le plus souvent; la scrofule, au contraire, se fixe de préférence sur les os courts & aux extrémités spongieuses des os longs.

30. Les tumeurs blanches d'origine exclusivement syphilitique sont aussi rares, si mêmes elles existent, que sont communes les tumeurs blanches de nature scrofuleuse.

31. En présence d'une lésion osseuse des cavités de la face & de la boîte crânienne (la carie des osselets de l'ouïe exceptée), c'est à la syphilis qu'il faut d'abord songer. A ce domaine privilégié de la syphilis tertiaire, s'ajoute encore la par-

tic moyenne du tibia, le sternum, la clavicule, le radius & l'extrémité inférieure du cubitus.

32. La syphilis frappe de préférence les parties les plus superficielles du squelette ; très-rarement elle affecte les os profondément situés, ce qui établit encore une différence entre elle & la scro - fule.

33. C'est principalement dans l'âge•viril & dans la vieillesse que se produisent les manifestations de la syphilis tertiaire ; la scrofule, au contraire, sévit surtout pendant l'enfance & dans la jeunesse.

34. Les lésions osseuses sont beaucoup moins fréquentes dans la syphilis infantile que dans celle des adultes.

35. Un individu atteint de syphilis peut être en même temps affecté de lésions scrofuleuses, arthritiques, dartreuses, &c., sans que ces lésions soient sensiblement modifiées dans leurs caractères extérieurs par la diathèse concomitante.

36. Si plusieurs diathèses, coexistant chez un même individu, ne peuvent se combiner entre elles de manière à engendrer des formes mixtes ou hybrides, elles n'en exercent pas moins l'une sur l'autre une influence défavorable. C'est ainsi que les diathèses dartreuse & scrofuleuse ont le fâ-

cheux privilége de rendre la syphilis plus grave & plus tenace.

37. En présence d'une tumeur de nature douteuse, & dont l'ablation paraît nécessaire, il est toujours prudent, avant de se décider à une opération, d'*essayer* le mal au moyen de l'iodure de potassium. Que de fois ce puissant remède, véritable pierre de touche de la syphilis tertiaire, n'a-t-il pas remplacé le couteau du chirurgien !

38. Sans prétendre avec certains auteurs, que la syphilis soit capable de produire la plupart des maux qui affligent l'humanité, on ne saurait cependant nier que, parvenue à sa dernière période, elle n'exerce sur l'ensemble de l'organisme une action délétère, dont les effets échappent à toute prévision.

39. *Cum videbis morbum quempiam remedis vulgaribus non curari, putabis morbum gallicum esse.* Et en pensant à la syphilis, peut-être obtiendrez-vous une guérison jusqu'alors inespérée !

TREIZIEME SECTION.

SYPHILIS HÉRÉDITAIRE.

LA syphilis constitutionnelle est transmissible par hérédité; mais il faut distinguer avec soin, dans ce mode de transmission, le rôle du père de celui de la mère, ces deux rôles étant loin d'avoir une influence égale.

2. Il est extrêmement rare qu'un père syphilitique engendre un enfant vérolé, lorsque la mère n'a pas été elle-même préalablement infectée.

3. La très-petite proportion des enfants qui apportent la syphilis en naissant, comparée au grand nombre des hommes qui se marient après avoir eu la vérole, prouve la rareté de la transmission de cette maladie par l'influence exclusive du père, rareté telle qu'elle a pu conduire d'éminents syphiliographes à nier formellement l'hérédité paternelle.

4. Si la transmission héréditaire de la syphilis par l'influence exclusive du père est un fait au

moins exceptionnel, l'infection du fœtus par la mère est au contraire la règle générale.

5. Toute femme qui, avant de devenir mère, a contracté la syphilis, & qui en a présenté les symptômes secondaires pendant sa grossesse, engendre presque fatalement un enfant vérolé, alors même que le père serait indemne de toute infection syphilitique.

6. La transmission héréditaire de la syphilis par l'influence exclusive de la mère peut encore avoir lieu bien que celle-ci, affectée d'une syphilis ancienne & devenue latente, n'en aurait offert aucun symptôme extérieur, ni au moment de la conception, ni durant sa grossesse.

7. Quand le père & la mère sont l'un & l'autre atteints, au moment de la conception, d'accidents syphilitiques, primitifs ou secondaires, l'infection du fœtus devient inévitable.

8. Une femme ayant contracté la syphilis après la conception, peut encore la transmettre à son enfant. Cette transmission est d'autant plus à craindre que l'infection de la mère a eu lieu à une époque moins avancée de sa grossesse.

9. Contrairement à l'opinion émise par quelques auteurs, il n'arrive jamais qu'un homme atteint de syphilis & cohabitant avec une femme enceinte,

communique directement sa maladie au fœtus,
c'est-à-dire, sans avoir auparavant infecté la mère.
Les conditions anatomiques de la vie fœtale rendent ce fait impossible.

10. On a dit que la syphilis pouvait être transmise du père à la mère par l'intermédiaire du
fœtus, infecté dès le moment de la conception.
Ce genre de transmission n'aurait rien de contraire aux données de la physiologie ; mais il doit
être bien peu fréquent, puisqu'il est subordonné
à l'hérédité paternelle, qui elle-même est assez rare
pour qu'on ait pu en contester la réalité.

11. La syphilis constitutionnelle est héréditairement transmissible à toutes ses périodes.

12. Un préjugé vulgaire attribue à la syphilis
tertiaire le pouvoir d'engendrer la scrofule, en
passant du père ou de la mère à l'enfant. Aucun
fait certain n'a encore établi la réalité de cette
prétendue métamorphose diathésique.

13. La syphilis tertiaire ne se transforme pas
plus en scrofule par l'hérédité que la scrofule ne
se change elle-même en syphilis. Comme toutes
les autres maladies héréditaires, chacune d'elles,
en passant d'une génération à une autre, se transmet dans son espèce.

14. Bien que la syphilis ait le pouvoir de se

transmettre héréditairement à toutes ses périodes, la procréation d'enfants syphilitiques est d'autant moins à craindre que la maladie, chez les parents, est plus éloignée de son début.

15. C'est généralement sur les premiers produits que la syphilis héréditaire sévit avec le plus de force. On observe même le plus souvent que des parents syphilitiques, après avoir procréé deux ou trois enfants diathésés, donnent ensuite le jour à des êtres bien portants.

16. On voit quelquefois un enfant sain naître des mêmes parents, entre deux enfants syphilitiques; ce qui montre que l'hérédité de la syphilis peut, comme la maladie elle-même, être soumise à des trêves plus ou moins longues, dont la cause nous échappe entièrement.

17. Aucun fait authentique n'a jusqu'à présent démontré que la syphilis transmise par hérédité puisse, comme le font la scrofule, la dartre, la goutte, la tuberculose & quelques autres maladies constitutionnelles, sauter une génération.

18. Certains individus, en petit nombre, paraissent être naturellement réfractaires à la syphilis constitutionnelle; le virus syphilitique ne produit sur eux aucun effet, ou ne leur communique que des chancres simples. Cette heureuse immunité

ne peut evidemment tenir qu'à des conditions héréditaires.

19. La syphilis héréditaire se présente sous
deux formes distinctes : la syphilis *intra-utérine*
ou *fœtale*, ainsi nommée parce qu'elle frappe le
produit dans le sein maternel, & la syphilis *extra-
utérine* ou *infantile*, laquelle ne se développe chez
l'enfant qu'un certain temps après la naissance.

20. Presque toujours la syphilis intra-utérine
est mortelle pour le fœtus, qui le plus souvent
même succombe & est expulsé longtemps avant le
terme de la grossesse.

21. Quand, par exception, la syphilis intra-
utérine permet au fœtus d'arriver vivant & à
terme, il est facile de la reconnaître à l'aspect
particulier que présente l'enfant dès sa naissance.
Pâle, flétri & couvert de rides, il ressemble,
comme on l'a dit, à un petit vieillard : *Jam fa-
talem typum insculpsit senectus maxime precox !*

22. Indépendamment de l'aspect sénile qu'apportent en naissant les enfants atteints de syphilis
intra-utérine, on remarque chez quelques-uns des
bulles de pemphigus, des ulcérations, des plaques
muqueuses, des pustules d'ecthyma. Tous sont
voués à une mort prochaine, résultat fatal des
lésions internes dont ils sont en même temps affectés.

23. L'avortement, que l'on observe si fréquemment chez les femmes syphilitiques, peut uniquement dépendre de la maladie de la mère ; mais en général cet accident est la conséquence de la mort du fœtus.

24. Dans la syphilis extra-utérine ou infantile, la plus commune des deux formes de la syphilis héréditaire, l'enfant vient au monde avec toutes les apparences de la santé. Rien dans son habitude extérieure ne révèle la maladie dont il porte le germe, & dont les redoutables symptômes ne tarderont pas cependant à éclater.

25. Règle générale, c'est du quinzième jour au troisième mois après la naissance que se manifeste la syphilis infantile. A partir du quatrième mois, la maladie, déjà fort rare, devient de moins en moins probable à mesure que l'enfant avance en âge.

26. Lorsqu'un enfant pour lequel il y avait lieu de craindre une syphilis héréditaire, est parvenu à un an sans présenter aucune manifestation syphilitique, on peut être à peu près certain qu'il a échappé à l'infection. Après deux ans, tout danger a disparu.

27. Il est très-important de ne pas confondre la syphilis héréditaire avec la syphilis acquise, laquelle peut être communiquée à un enfant soit

par sa nourrice, soit par toute autre personne affectée de syphilis primitive ou secondaire.

28. Chez l'enfant comme chez l'adulte, la syphilis acquise a toujours un chancre pour point de départ; dans la syphilis héréditaire, le chancre fait constamment défaut. La présence d'un chancre infectant chez un enfant prouve donc d'une manière irrécusable que la syphilis lui a été transmise après sa naissance.

29. Tour à tour admise & rejetée par les auteurs, l'infection de l'enfant par le lait d'une nourrice syphilitique est encore un sujet de doute. Théoriquement, ce mode d'infection est possible & même probable; mais les faits sur lesquels on a cherché à l'établir ne sont ni assez nombreux ni assez concluants pour fixer ce point d'étiologie.

30. Du vaccin pris sur un sujet syphilitique & inoculé à un individu sain, peut lui communiquer à la fois la vaccine & la syphilis. A la pustule vaccinale succède *in situ* le chancre infectant, après lequel se développent, dans le délai normal, les accidents secondaires.

31. On a prétendu que dans la transmission de la syphilis par la vaccination, le sang seul serait l'agent de cette transmission. Mais ce n'est là qu'une conception purement imaginaire, & qui mériterait à peine d'être signalée, n'était le dan-

ger qui pourrait en résulter dans la pratique, si, par impossible, on la prenait au sérieux.

32. Toutes les fois que chez un enfant âgé de plus de quatre mois, on verra se produire des accidents syphilitiques, on sera en droit de soupçonner, avec grandes chances d'être dans le vrai, que ces accidents sont le fait d'une syphilis acquise. Si l'enfant a plus de deux ans, aucun doute à cet égard ne saurait subsister.

33. Ce qui distingue surtout la syphilis héréditaire de la syphilis acquise, c'est le développement rapide & la forme aiguë de ses symptômes.

34. La syphilis héréditaire offre, en quelque sorte, le résumé synoptique des lésions constitutionnelles, de tout ordre & de tout âge, dont se compose la syphilis des adultes.

35. Dans la syphilis des adultes, ce sont les syphilides sèches ou plastiques (roséole, papules, squammes), que l'on observe le plus fréquemment; dans la syphilis infantile, ce sont au contraire les éruptions de forme humide (bulles, pustules, ulcérations), qui prédominent.

36. De tous les symptômes de la syphilis infantile, le plus commun & en même temps le plus caractéristique est la plaque muqueuse.

37. Les plaques muqueuses des nouveau-né

ont une grande tendance à s'ulcérer, notamment aux lèvres, à la vulve & autour de l'anus. Fréquemment on les voit, dans cette dernière région, se grouper en grand nombre & former, en s'ulcérant, de vastes plaies, dont la guérison est toujours très-difficile à obtenir.

38. La syphilide bulleuse connue sous le nom de *pemphigus* est presque exclusivement propre à la syphilis héréditaire.

39. Indice d'une intoxication profonde, le pemphigus syphilitique peut être considéré comme un arrêt de mort pour la plupart des enfants qui en sont atteints.

40. Parmi les lésions qui appartiennent plus spécialement à la syphilis héréditaire, il faut mettre en première ligne le *coryza*, accident très-commun & en même temps des plus dangereux, non-seulement par les altérations locales qui peuvent en résulter, mais encore par l'obstacle mécanique qu'il apporte à l'allaitement.

41. Les lésions viscérales qui, chez l'adulte, ne se produisent que d'une manière exceptionnelle & seulement dans la période ultime de la vérole, sont très-fréquentes dans la syphilis héréditaire. Elles ont pour siéges d'élection le foie, le thymus & les poumons.

42. Constamment mortelle pour le fœtus, la

syphilis héréditaire, alors même qu'elle ne frappe l'enfant qu'après sa naissance, est toujours une maladie des plus graves, contre laquelle les efforts de l'art ne sont que trop souvent impuissants.

43. La syphilis héréditaire est éminemment contagieuse.

44. Comme la syphilis acquise, la syphilis héréditaire, en se transmettant, produit d'abord un chancre, qui généralement est le point de départ d'une infection constitutionnelle de forme grave.

QUATORZIÈME SECTION.

TRAITEMENT DE LA SYPHILIS CONSTITUTIONNELLE.

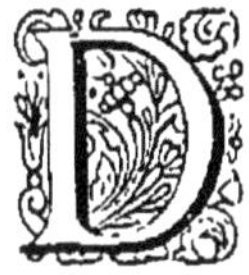Eux médicaments forment la base du traitement général de la syphilis : le mercure & l'iodure de potassium.

2. Administré avec prudence & à la dose quotidienne strictement nécessaire pour guérir la syphilis, le mercure est un agent complétement inoffensif.

3. Pour le mercure, comme pour toutes les autres substances douées d'une action puissante sur l'organisme, c'est la dose qui fait le poison. Un grain d'opium procure un sommeil bienfaisant, un gramme donne la mort.

4. Le mercure cesse d'agir contre la syphilis dès qu'on le donne à une dose assez élevée pour en obtenir des effets morbides. Son pouvoir thérapeutique ne s'exerce donc qu'en deçà de la limite où il devient dangereux.

5. Il est d'usage dans le monde d'accuser les remèdes des effets produits par le mal : *post hoc, ergo propter hoc !* De là cet effroi du mercure répandu parmi les malades, & si habilement exploité à leurs dépens par le charlatanisme.

6. Le tremblement, la paralysie, la démence & autres accidents graves attribués au mercure ne peuvent résulter que d'une longue & profonde intoxication, que ne saurait produire le traitement de la syphilis, tel qu'il est aujourd'hui pratiqué. Ces accidents ne s'observent, en effet, que chez certains ouvriers, obligés par leur profession à vivre dans un milieu constamment chargé de vapeurs mercurielles.

7. L'ostéite, qui parfois succède à la stomatite, est la seule lésion de ce genre que l'on puisse rapporter au mercure, & encore n'en est-il que la cause indirecte ou secondaire. Jamais ce médicament n'agit d'emblée sur le système osseux.

8. Quelques auteurs ont accusé le mercure de tuer les spermatozoaires &, par suite, de rendre impuissant. Le microscope n'a pas confirmé cette allégation.

9. On a cru pendant longtemps que la stomatite mercurielle était utile, indispensable même à la guérison de la syphilis ; la salivation qu'elle provoque était considérée comme un exutoire

nécessaire pour débarrasser l'organisme du poison vénérien... Erreur funeste, dont l'observation moderne a heureusement fait justice !

10. Non-seulement la stomatite mercurielle est inutile, mais elle est encore essentiellement nuisible à la curation de la syphilis. Il faut donc, loin de la provoquer comme faisaient les anciens, chercher autant que possible à la prévenir.

11. Si, malgré les précautions prises pour éviter la stomatite, celle-ci vient à se déclarer, il faut immédiatement supprimer le mercure & lui substituer le chlorate de potasse, auquel on associera la limonade citrique, les oranges, le cresson ou autres végétaux anti-scorbutiques.

12. Le mercure guérit les accidents secondaires de la syphilis, mais il ne les prévient pas.

13. Toutes les fois que le mercure a paru empêcher, dans le délai normal, le développement des accidents secondaires, c'est que ces accidents ne devaient pas se produire. On peut être certain qu'il y a eu erreur de diagnostic sur la nature du chancre qui avait motivé le traitement.

14. Si le mercure n'a pas le pouvoir d'entraver l'évolution normale de la syphilis, il a du moins pour effet d'en atténuer les symptômes & d'en abréger la durée. Aussi convient-il de le prescrire

le plus tôt possible, c'est-à-dire dès que l'induration chancreuse ; & la pleïde ganglionnaire sont
assez développées pour ne laisser aucun doute sur
le diagnostic.

15. Bien qu'il paraisse aujourd'hui démontré
que la syphilis, dans quelques cas de forme bénigne, puisse se guérir spontanément, l'expectation,
en présence d'une telle maladie, doit être considérée comme un grave imprudence.

16. Si légère qu'elle soit dans ses formes ini-
tiales, la syphilis, abandonnée à elle-même, est
une maladie dont l'avenir est toujours menaçant.
Rien n'est donc à négliger de ce qui peut en conjurer les périls : « *Si tu ne crains pas Dieu, crains
la vérole !* »

17. Qui peut le plus peut le moins. Si le mercure guérit la syphilis grave, à plus forte raison
la guérira-t-il quand elle est bénigne.

18. L'effet curatif du mercure dépend beaucoup plus de la continuité que de l'intensité de
son action. Il faut donc en réduire la dose quotidienne au minimum rigoureusement nécessaire
pour guérir le mal, sans nuire à l'économie.

19. De tous les composés hydrargyriques employés dans le traitement de la syphilis, le meilleur

est le bi-chlorure de mercure, vulgairement connu sous le nom de sublimé.

20. Seul le sublimé permet de guérir la syphilis secondaire, même dans ses formes les plus graves, avec une dose journalière de mercure assez petite, pour qu'aucun accident sérieux ne puisse en résulter, ni dans le présent ni dans l'avenir.

21. Le bi-chlorure de mercure ne produit que très-rarement la stomatite. Sous ce rapport, il est donc de beaucoup préférable au proto-iodure, que peu de malades peuvent supporter sans être promptement atteints, du côté des gencives, d'accidents souvent plus pénibles que ceux de la syphilis elle-même.

22. Les frictions & les fumigations mercurielles, dont on a jadis tant abusé, ne doivent être employées qu'avec une extrême prudence, & seulement dans les cas où le mauvais état des voies digestives ne permet d'y introduire aucune préparation hydrargyrique.

23. Diverses substances, telles que les chlorures d'or, d'argent & de platine, le bi-chromate de potasse, l'arsenic &c., ont été successivement proposées comme succédanées du mercure. Mais aucune d'elles ne vaut à beaucoup près ce dernier, qui est resté & restera le spécifique par excellence de la syphilis secondaire.

24. La syphilisation est l'art de donner la vérole aux gens qui ne l'ont point ; de la rappeler chez ceux qui l'ont eue, sans en guérir ceux qui en sont atteints.

25. Guérir les accidents secondaires de la syphilis n'est pas le seul but que doit se proposer le médecin ; il faut encore qu'il songe à prévenir les manifestations bien autrement redoutables de la période tertiaire.

26. Le mercure, si puissant contre les accidents précoces de la période secondaire, perd de son pouvoir à mesure que la syphilis vieillit. Mais alors se présente pour le soutenir & achever son œuvre, un nouveau médicament, l'iodure de potassium.

27. Peu marquée au début de la syphilis, l'action curative de l'iodure de potassium devient d'autant plus efficace, que la maladie se rapproche davantage de sa période ultime.

28. Si le mercure est le spécifique de la syphilis secondaire, l'iodure de potassium ne lui cède en rien contre la syphilis tertiaire. Il en est, lui aussi, le spécifique par excellence, le plus puissant modificateur.

29. Grâce à l'iodure de potassium, la curabi-

lité de la syphilis tertiaire, qui jadis était l'exception, est aujourd'hui devenue la règle.

30. L'iodure de potassium n'a pas seulement le pouvoir de guérir la syphilis tertiaire ; il possède encore l'heureux privilége d'en empêcher le développement.

31. C'est généralement vers le quatrième mois de l'infection syphilitique, qu'il convient de commencer le traitement ioduré ; on l'associe d'abord au traitement mercuriel, pour le continuer ensuite isolément, après que les symptômes secondaires ont disparu.

32. Contre les accidents secondaires précoces, le mercure seul est suffisant ; mais s'il s'agit de combattre certains accidents secondaires tardifs, tels que l'ecthyma, le rupia, les tubercules ulcérés, &c., il devient utile de joindre au mercure l'iodure de potassium.

33. L'action préventive de l'iodure de potassium contre la syphilis tertiaire sera d'autant plus certaine que le malade aura été plus longtemps soumis à l'usage du médicament. Six mois de traitement, à la dose moyenne d'un gramme par jour, sont au moins nécessaires pour en assurer l'effet prophylactique.

34. Suivant quelques auteurs, l'iodure de po-

tassium n'agirait contre la syphilis tertiaire qu'à la condition d'avoir été immédiatement précédé d'un traitement mercuriel : c'est une grave erreur.

35. En présence d'une lésion franchement tertiaire, c'est à l'iodure de potassium seul qu'il faut aussitôt recourir. Le mercure, dans ce cas, serait le plus souvent nuisible.

36. Le point essentiel dans le traitement curatif de la syphilis tertiaire est de porter rapidement la dose du remède au maximum nécessaire pour en obtenir un effet prompt & décisif. La gravité du mal ne permet pas ici de temporiser.

37. Peu d'accidents tertiaires, quand le traitement en est commencé à temps, résistent plus de quatre ou cinq semaines à l'administration soutenue de trois à six grammes par jour d'iodure de potassium.

38. L'action physiologique de l'iodure de potassium ne constitue pas, comme pour le mercure, un obstacle à son pouvoir curatif.

39. Parmi les effets physiologiques que peut produire, même à faible dose, l'iodure de potassium, il en est deux que l'on évite rarement : le coryza & l'acné.

40. C'est par les voies urinaires que l'iodure

de potassium est en grande partie éliminé. Cette élimination se traduit, chez certains malades, par des douleurs lombaires & par une excitation plus ou moins vive du col vésical, ce qui explique le mauvais effet du traitement ioduré dans la blennorrhagie de l'urèthre.

41. Pris à haute dose, l'iodure de potassium diminue la plasticité du sang, circonstance dont il importe de tenir compte, quand il s'agit de l'administrer à des malades que leur âge avancé ou leur constitution prédispose aux hémorrhagies internes.

42. A faible dose, ainsi qu'il convient de le prescrire comme agent préventif de la syphilis tertiaire, l'iodure de potassium, loin de diminuer le volume des organes & de faire maigrir, est plutôt un engrais pour l'économie ; il excite l'appétit en même temps qu'il augmente la puissance d'assimilation.

43. L'iodure de potassium a été accusé de produire à la longue l'atrophie des glandes, particulièrement du testicule & de la mamelle : cette opinion est entièrement erronée. L'iodure de potassium n'exerce aucune action de ce genre ni sur les glandes, ni sur aucun autre organe à l'état normal.

44. Il est souvent utile, dans le traitement de la syphilis, d'associer au mercure & à l'iodure de

potassium quelques autres médicaments, dont le choix est naturellement subordonné à l'état particulier de chaque malade : tels sont les ferrugineux, les boissons amères & toniques, les sirops de gayac ou de salsepareille, l'opium, le soufre, l'arsenic, &c.

45. Quelque héroïques que soient contre la syphilis le mercure & l'iodure de potassium, il est des cas, heureusement fort rares, contre lesquels ils demeurent impuissants. Le mal persiste & fait d'incessants progrès, qui peu à peu conduisent l'organisme à cet état de dépérissement que l'on a désigné sous le nom de *cachexie syphilitique*.

46. Dans tous les cas de syphilis invétérée, contre lesquels ont échoué les spécifiques, c'est à la thérapeutique générale qu'il faut avoir recours. Ainsi le quinquina, les ferrugineux, les antiscorbutiques, l'hydrothérapie & surtout les eaux minérales sulfureuses peuvent encore rendre d'importants services.

47. Indépendamment de la médication interne dirigée contre la diathèse, la plupart des accidents syphilitiques exigent un traitement local. Le mercure & l'iode sont encore les agents principaux de ce traitement : le mercure contre les accidents secondaires ou tertiaires de forme sèche; l'iode contre les ulcérations ou autres lésions de forme humide ou suppurative.

48. Par l'altération qu'elle fait subir au fluide nourricier, la syphilis tend à affaiblir l'organisme. Il faut donc prescrire aux malades un régime de vie suffisamment tonique pour neutraliser ou tout au moins pour contrebalancer cette action dépressive de la diathèse.

49. Tous les soins hygiéniques que l'on recommande aux scrofuleux conviennent également aux syphilitiques : habitation sèche & bien aérée, chauds vêtements, exercice modéré, viandes rôties, vin de Bordeaux, &c. Mais il faut éviter les liqueurs fortes, telles que l'eau-de-vie, le rhum, le kirsch, &c.

50. La syphilis se guérit beaucoup plus vite & plus facilement dans les pays chauds ou tempérés que dans les pays froids & humides.

51. Rien n'est plus contraire à la guérison de la syphilis que le chagrin & le découragement. De là pour le médecin le devoir de rassurer ceux de ses malades qui s'abandonnent à des craintes exagérées, devoir d'autant plus facile à remplir qu'il n'impose le plus souvent aucun sacrifice à la vérité.

52. Aucun signe n'indiquant d'une manière certaine la guérison de la syphilis, le médecin n'a d'autre guide que son expérience personnelle *(experimentum fallax!)* pour fixer le moment où

il convient, pour tel ou tel malade, de cesser le traitement antisyphilitique.

53. Règle générale, il faut continuer le traitement spécifique de la syphilis non-seulement pendant toute la durée des accidents, mais encore après que tout sypmtôme a disparu, & pendant un temps d'autant plus long que la maladie se sera produite sous une forme plus grave. Si vous voulez vaincre le mal, soyez plus patient que lui.

54. Dans les syphilis faibles ou de moyenne intensité, quinze à dix-huit mois de traitement sont au moins nécessaires pour obtenir une guérison sur laquelle on puisse généralement compter. Quant aux syphilis graves, il est impossible d'assigner un terme à leur traitement.

55. L'état de grossesse, loin de contre-indiquer le traitement antisyphilitique, doit au contraire être regardé comme un motif de plus, & un motif pressant, de l'administrer. Plus tôt vous guérirez la mère, plus nombreuses seront les chances de préserver le fœtus.

56. Rien ne prouve que le mercure, pris à dose médicamenteuse, provoque l'avortement ; il serait plus vrai de dire qu'il en est le préservatif, puisqu'en guérissant la syphilis, il en supprime une des causes les plus puissantes.

57. Déjà très-dangereuse par elle-même, la syphilis infantile acquiert encore un surcroît de gravité par les difficultés qu'apporte dans l'allaitement & dans l'application des moyens thérapeutiques, la nécessité de soustraire à la contagion les personnes chargées du soin de l'enfant.

58. L'enfant syphilitique ne doit avoir d'autre nourrice que sa mère. Le sein maternel faisant défaut, l'allaitement artificiel est le seul que le médecin puisse conseiller.

59. Confier un enfant syphilitique à une nourrice saine, c'est vouer celle-ci, supposé qu'elle fasse son devoir, à une contagion fatale, inévitable.

60. Sauf quelques modifications commandées par l'âge des malades, le traitement de la syphilis infantile, héréditaire ou acquise, est le même que pour les adultes.

61. Le sublimé dissous dans du lait, à la dose de quelques milligrammes, est la meilleure préparation mercurielle que l'on puisse prescrire à un enfant syphilitique. Mais il faut, durant ce traitement, surveiller avec soin l'état du tube digestif, & recourir aux frictions napolitaines dès l'apparition du plus léger symptôme d'irritation gastro-intestinale.

62. La syphilis héréditaire résumant en elle, &

sans distinction chronologique, les diverses périodes de la syphilis des adultes, il convient de lui opposer dès son début, concurremment avec les mercuriaux, l'iodure de potassium.

63. Pour l'enfant, plus encore que pour l'adulte, une bonne hygiène est la première condition de succès dans le traitement de la syphilis : air pur, propreté extrême, exercice modéré, température douce & uniforme &c.

64. Le froid est le plus grand ennemi de la première enfance. Si l'hygiène prescrit d'en garantir le plus possible tous les nouveau-nés, à plus forte raison faut-il y soustraire ceux dont l'existence est menacée par la diathèse syphilitique.

65. Un individu qui a eu la syphilis constitutionnelle désire se marier... Le médecin, appelé à donner son avis sur cette grave question, ne saurait apporter trop de soin dans l'examen des circonstances propres à éclairer son jugement. Qu'il n'oublie pas que sa responsabilité est ici en jeu, &, avec elle, un intérêt social de premier ordre.

66. Le chancre le plus mou, le plus simple en apparence, peut être néanmoins suivi des symptômes généraux de la syphilis. De là la nécessité d'ajourner le mariage à six mois au moins après

tout accident de ce genre, si léger qu'il soit ou qu'il paraisse être.

67. Après une syphilis légère ou de moyenne intensité, le mariage, s'il s'agit d'un homme, peut être généralement permis ; mais à la condition que la maladie ait suivi dans son cours une marche régulièrement décroissante, & que deux années au moins se soient écoulées depuis la disparition du dernier symptôme.

68. Nul ne peut dire si telle syphilis, supposée guérie, n'existe pas encore à l'état latent. Cependant quand deux années se sont écoulées sans qu'aucun symptôme se soit produit de nouveau, la guérison devient tellement probable, qu'il y aurait, pour la société, plus d'inconvénients que d'avantages à vouer au célibat perpétuel les individus qui se trouvent dans ces conditions. « De deux maux il faut choisir le moindre. »

69. L'influence prépondérante de la mère dans l'hérédité de la syphilis commande au médecin, relativement au mariage, une sévérité beaucoup plus grande pour la femme que pour l'homme. Le mieux serait peut-être d'en détourner toute femme qui a eu la syphilis, à une époque & à un degré quelconques.

70. Dans tous les cas de syphilis graves, ayant donné lieu, malgré le traitement, à de fréquentes

récidives, marquées chaque fois par des symptômes de plus en plus profonds & tenaces, le mariage doit être absolument interdit. Aucune transaction de la part du médecin n'est ici possible, si pressants que soient les motifs ou les intérêts qui sollicitent le malade à se marier.

71. Quelque rassurantes que soient les apparences de guérison d'après lesquelles on croira pouvoir permettre le mariage à un individu qui a eu autrefois la syphilis, il est toujours prudent de le soumettre, *ante nuptias*, à un nouveau traitement spécifique. Deux ou trois mois de médication mixte, c'est-à-dire mercurielle & iodurée, devront lui être prescrits.

72. Les eaux minérales sulfureuses peuvent remettre en évidence une syphilis latente; mais cet effet n'est pas constant. Il y aurait donc danger, dans une question de mariage, à considérer l'action négative de ces eaux comme une preuve certaine de guérison.

FIN DES APHORISMES.

FORMULAIRE

SPÉCIAL

DES MÉDICAMENTS EMPLOYÉS

DANS LE TRAITEMENT DES MALADIES VÉNÉRIENNES [1].

CHAPITRE. PREMIER.

TRAITEMENT DE LA BLENNORRHAGIE.

I

BLENNORRHAGIE ET BLENNORRHÉE URÉTHRALES.

Injections abortives.

L'azotate d'argent, à dose légèrement caustique, est le seul médicament qui convienne pour ce genre d'injections.

Eau distillée...................... 30 gr.
Azotate d'argent .... 1 gr.

1. Voyez, pour le choix & le mode d'emploi de ces médicaments, mon *Traité théorique & pratique des maladies vénériennes.*

Eau distillée...................... 25 gr.
Azotate d'argent .... 1 gr.

Eau distillée...................... 20 gr.
Azotate d'argent .... 1 gr.

Eau distillée...................... 15 gr.
Azotate d'argent .... 1 gr.

Ces injections doivent être faites avec la seringue à jet récurrent, de manière à ne cautériser que la partie antérieure de l'urèthre, dans l'étendue de cinq à six centimètres. Il y aurait danger à les pousser plus profondément.

Injections astringentes.

Un grand nombre de substances servent à préparer ces injections. Les plus usuelles sont le sulfate de zinc, le sulfate de cuivre, l'azotate d'argent, le sulfate d'alumine & de potasse, la pierre divine, l'iode, le proto-iodure & le perchlorure de fer, le tannin & ses composés.

Comme véhicules, on emploie généralement l'eau distillée simple ou l'eau de rose; mais il est préférable, excepté pour l'azotate d'argent, de faire usage de l'*eau distillée de copahu*. On obtient ainsi des injections qui agissent à la fois, & par les substances qu'elles renferment & par le le liquide dissolvant.

Eau de copahu.................. 125 gr.
Sulfate de zinc................. 50 centigr.

Eau de copahu................. 125 gr.
Sulfate de zinc................   50 centigr.
Laudanum de Sydenham ...... 1 à 2 gr.

Eau de copahu................. 125 gr.
Sulfate de zinc................   50 centigr.
Chlorhydrate de morphine .... 5 à 10 centigr.

Eau de copahu .... 125 gr.
Sulfate de zinc................   50 centigr.
Sulfate d'atropine............ 5 à 10 centigr.

Eau de copahu . ... 125 gr.
Sulfate de zinc................   50 centigr.
Sulfate de cuivre............. 5 à 10 centigr.

Eau de copahu................. 125 gr.
Sulfate de zinc ....   50 centigr.
Pierre divine................. 5 à 10 centigr.

Eau de copahu................. 125 gr.
Sulfate de zinc................   50 centigr.
Teinture de cachou............ 1 à 2 gr.

Eau de copahu................. 125 gr.
Sulfate de zinc................   50 centigr.
Extrait de ratanhia...........   1 gr.

Eau de copahu .... 125 gr.
Sulfate de zinc................   50 centigr.
Sulfate d'alumine.............   25 centigr.

Eau de copahu................. 125 gr.
Pierre divine.................   25 centigr.
Laudanum de Sydenham. ....   1 gr.

Eau de copahu................. 125 gr.
Sulfate de zinc................   50 centigr.
Acétate de plomb..............   50 centigr.
Teinture de cachou............   1 gr.

> Eau distillée.................... 125 gr.
> Azotate d'argent .... 5 à 10 centigr.

On peut employer ces injections dans toutes les périodes de l'uréthrite aiguë. Bien entendu que la dose de 50 centigr. de sulfate de zinc, indiquée dans ces formules, n'est qu'une moyenne que l'on devra abaisser ou élever suivant les indications. Règle générale, il faut que l'injection, assez forte pour agir, n'excite pas de trop vives douleurs. Autrement on dépasserait le but, & on s'exposerait à augmenter & à perpétuer l'écoulement que l'on cherche à tarir.

Les injections suivantes sont principalement recommandées dans la période de déclin de l'uréthrite aiguë & dans la blennorrhée.

> Eau de copahu.................. 100 gr.
> Teinture d'iode .... 15 à 20 gouttes.

> Eau de copahu.................. 100 gr.
> Proto-iodure de fer......... 20 à 30 centigr.

> Eau de copahu.................. 100 gr.
> Perchlorure de fer.......... 20 à 30 centigr.

> Eau de copahu.................. 100 gr.
> Alun .... 50 centigr. a 1 gr.

> Eau de copahu.................. 100 gr.
> Sulfate de cuivre........... 20 à 30 centigr.

> Eau de copahu.................. 100 gr.
> Tannin .... 1 gr.

> Eau de copahu.................. 100 gr.
> Extrait de ratanhia .... 1 gr.

Vin rouge du Midi .... 100 gr.
Extrait d'opium ...... 50 centigr. à 1 gr.

Vin rouge du Midi .... 100 gr.
Tannin ou extrait de cachou. ... 50 centigr.

Eau distillée .... 100 gr.
Sublimé .... 5 à 10 centigr.

Eau distillée................... 125 gr.
Sulfate d'atropine............10 à 20 centigr.

Eau de copahu................. 100 gr.
Tannate de zinc.............. 2 à 5 gr.

Eau de copahu...... .... 100 gr.
Sous-nitrate de bismuth .... . 2 à 5 gr.

Eau de copahu .... 100 gr.
Cachou en poudre............ 2 à 5 gr.

Eau de copahu................. 125 gr.
Sulfate de zinc .... 50 centigr.
Oxyde de zinc porphyrisé...... 2 à 5 gr.

Ces quatre dernières injections ont surtout pour
but de porter dans l'urèthre une matière pulvéru-
lente qui, en se déposant sur ses parois, s'oppose à
leur contact mutuel, & remplit en quelque sorte
l'office d'une mèche qu'on aurait introduite dans
le canal. De là le nom d'injections *isolantes*, que
nous leur avons donné. Il faut avoir soin, avant
de s'en servir, d'agiter le liquide, afin d'y mettre
la poudre en suspension.

Bougies médicamenteuses.

Quelques praticiens ont conseillé dans les cas

de blennorrhées rebelles aux injections, l'introduction dans l'urèthre de bougies en cire ou en
caoutchouc, enduites de différentes pommades :

Axonge	30 gr.
Azotate d'argent	1 à 2 gr.

Axonge........................	30 gr.
Tannin........................	4 gr.

Axonge........................	30 gr.
Calomel.......................	2 gr.

Axonge........................	30 gr.
Iodure de potassium...........	4 gr.

Axonge........................	30 gr.
Extrait de belladone..........	5 gr.

Onguent napolitain.	30 gr.
Extrait de ciguë	3 gr.

Ce genre de catéthérisme n'est pas toujours
inoffensif, & ne doit être employé qu'avec une
extrême réserve. Il en est de même de la cautérisation des parties profondes de l'urèthre par le
nitrate d'argent solide. Utiles quelquefois, ces
moyens violents sont le plus souvent inefficaces, &
peuvent amener de graves complications.

Boissons.

Les meilleures boissons que l'on puisse prescrire dans le traitement de l'uréthrite aiguë ou
chronique, sont l'eau de goudron, l'eau térében-

thinée, les infusions d'uva ursi, de bourgeons de sapin, ou simplement de l'eau ordinaire édulcorée avec les sirops de tolu, de bourgeons de sapin, de cachou, de ratanhia, &c.

On prépare l'*eau de goudron* de la manière suivante :

>   Goudron de Norwége............ 50 gr.
>   Eau de fontaine................ 2 litres.

>   Faites macérer pendant vingt-quatre heures. On remplace l'eau au fur & à mesure de la consommation, jusqu'à ce qu'elle cesse d'être sapide.

On peut encore obtenir l'eau de goudron au moyen d'une solution concentrée dite *liqueur de goudron*. Voici, d'après M. E. Guyot, qui en est l'inventeur, comment on prépare cette solution :

>   Goudron de Norwége.......... 10 kilogr.
>   Eau......................... 20 litres.
>   Carbonate de soude..........   1 kilogr.

>   Faites chauffer au bain-marie, dans un appareil distillatoire & recueillez les principes volatils. Reprenez la partie non distillée, traitez-la par quantité suffisante d'eau, de manière à obtenir 40 litres de liquide ; laissez déposer la liqueur & décantez dans un tonneau. Réunissez la partie volatile obtenue au commencement de l'opération, en ayant soin de brasser le tout pendant quelques instants & à plusieurs reprises. Laissez déposer pendant quelques jours & filtrez.

Une à deux cuillerées à bouche de cette solution, délayées dans un verre d'eau, donnent une eau goudronnée d'une limpidité parfaite, & qui a sur l'eau de goudron ordinaire l'avantage de pouvoir être dosée régulièrement & à volonté.

L'eau térébenthinée, que l'on peut employer au même titre que l'eau de goudron, s'obtient également au moyen d'une solution concentrée dite *liqueur de térébenthine,* que l'on prépare, d'après ma formule, de la manière suivante :

> Térébenthine des Vosges........ 500 gr.
> Eau............................ 10 litres.
> Carbonate de soude............ 250 gr.
> Écorces d'oranges............. Q. S.

Faites macérer pendant dix jours, et filtrez.

Une à deux cuillerées dans un verre d'eau pure ou sucrée avec du sirop de tolu ou de bourgeons de sapin.

Opiats ou électuaires balsamiques.

Nous rappelons ici que le copahu & le cubèbe, qui forment la base de ces préparations, ne doivent être administrés qu'au moment ou les symptômes aigus de l'uréthrite commencent à se calmer, c'est-à-dire, quand la douleur & le gonflement inflammatoire ont à peu près disparu (sect. V, aphor. 23).

> Copahu .... 20 gr.
> Cubèbe........................ 40 gr.
> Cachou .... 3 gr.
> Essence de menthe .... 10 gouttes.

Copahu .... 30 gr.
Cubébe............................. 60 gr.
Carbonate de fer................ 3 gr.
Sirop de coings.................. Q. S.

Copahu............................. 30 gr.
Cubébe............................. 40 gr.
Cachou............................. 4 gr.
Magnésie calcinée .... 3 gr.
Essence de menthe.............. 10 gouttes.

Copahu............................. 30 gr.
Cubébe............................. 45 gr.
Essence de matico............... 2 gr.

Copahu............................. 100 gr.
Carbonate de magnésie .... Q. S.
Cachou............................. 5 gr.

Copahu............................. 60 gr.
Tourteau d'amandes douces ...... Q. S.
Chlorhydrate de morphine........ 5 centigr.
Essence de menthe.............. 1 gr.

Copahu .... 30 gr.
Cubébe............................. 60 gr.
Magnésie calcinée .... 2 gr.
Extrait thébaïque .... 10 centigr.

Copahu............................. 60 gr.
Cubébe............................. 40 gr.
Magnésie calcinee................ 4 gr.
Camphre........................... 2 gr.
Essence de menthe.............. 10 gouttes.

Ces divers opiats doivent être pris trois fois par jour, à la dose de cinq à dix grammes chaque fois, dans du pain azyme. On peut également

les administrer sous la forme de dragées ou de
capsules.

Potions, mixtures, pilules et poudres balsamiques.

Copahu .... 60 gr.
Alcool rectifié.................... 60 gr.
Sirop de tolu.................... 60 gr.
Eau de menthe................... 120 gr.
Alcool nitrique .... 8 gr.
Potion Chopart. Trois à six cuillerées par jour.

Copahu........................ 30 gr.
Gomme arabique................ 10 gr.
Eau de fleurs d'oranger.......... 50 gr.
Eau de laitue .... 50 gr.
Sirop diacode .... 20 gr.
Trois a six cuillerées par jour.

Eau distillée.................... 125 gr.
Copahu........................ 30 gr.
Extrait de ratanhia.............. 4 gr.
Alcool nitrique.................. 5 gr.
Sirop d'opium................... 20 gr.
Trois a six cuillerées par jour.

Sirop de tolu.................... 200 gr.
Copahu........................ 50 gr.
Gomme en poudre............... 10 gr.
Essence de menthe.............. 12 gouttes.
Quatre à six cuillerées par jour.

Eau distillée de copahu .... 300 gr.
Sirop de tolu.................... 50 gr.
Eau de laurier-cerise .... 10 gr.
Potion à prendre en deux jours, par cuillerées.

Sirop de tolu.................... 300 gr.
Extrait alcoolique de cubèbe....... 200 gr.
Trois à six cuillerées par jour.

Cubèbe en poudre.............. 100 gr.
Bi-carbonate de soude .... 5 gr.
Divisez en vingt paquets ; quatre à six par jour
dans du pain azyme ou dans de l'eau. Ce mélange peut être également mis en capsules.

Cubèbe en poudre............... 100 gr.
Alun pulvérisé................ 2 à 4 gr.
Même usage.

Quand le copahu & le cubèbe ne sont pas tolérés
par l'estomac, on peut les administrer en lavements, d'après les formules suivantes :

Eau............................. 250 gr.
Copahu.................. .... 15 gr.
Jaune d'œuf..................... 1
Extrait thébaïque .... 5 centigr.

Eau........................ .... 250 gr.
Copahu......................... 15 gr.
Camphre....................... 50 centigr.
Jaune d'œuf..................... 1

Infusion de graine de lin......... 250 gr.
Cubèbe en poudre .... 15 gr.
Laudanum de Sydenham .... 10 gouttes.

Décoction de guimauve.......... 250 gr.
Copahu......................... 15 gr.
Jaune d'œuf 1
Laudanum de Sydenham .... 10 gouttes.

Le camphre est fréquemment employé dans le
traitement de la blennorrhagie uréthrale, soit

pour prévenir, soit pour combattre la cystite du col & les érections nocturnes. On l'administre sous la forme de pilules ou en lavements.

Camphre...................... 2 gr.
Thridace...................... 2 gr.
Pour quarante pilules; six à dix par jour.

Camphre...................... 2 gr.
Extrait d'opium................ 20 centigr.
Conserve de roses............. Q. S.
Pour quarante pilules; six à dix par jour.

Camphre...................... 2 gr.
Thridace...................... 2 gr.
Extrait de belladone........... 20 centigr.
Pour quarante pilules; quatre à six par jour.

Émulsion sucrée .... 120 gr.
Camphre...................... 50 centigr.
Sirop de morphine............. 30 gr.
Potion à prendre par cuillerées.

Décoction de guimauve......... 250 gr.
Camphre...................... 50 centigr.
Jaune d'œuf. 1
Pour un lavement.

On prescrit également, contre les érections nocturnes, le bromure de potassium & le lupulin.

Eau distillée. .... 125 gr.
Bromure de potassium.......... 1 gr.
Sirop de tolu.................. 20 gr.
Deux à trois cuillerées à bouche par jour.

Sucre........................... 20 gr.
Lupulin......................... 5 gr.
Divisez en vingt prises; deux à quatre par jour.

Le copahu, le cubèbe &, en général, les remèdes internes n'ont que très-peu d'action contre la blennorrhée. Dans quelques cas cependant, la térébenthine & le citrate de fer peuvent être utilement employés.

Essence de térébenthine........ 30 gr.
Essence de copahu.............. 30 gr.
Divisez en cinquante capsules; dix par jour.

Térébenthine cuite .... 6 gr.
Divisez en trente pilules; dix à quinze par jour.

Térébenthine des Vosges........ 10 gr.
Carbonate de magnésie .... Q. S.
Essence de menthe............. 12 gouttes.
Trois fois par jour, gros comme une noisette.

Sirop de tolu................... 400 gr.
Citrate de fer................. 5 à 10 gr.
Deux à trois cuillerées par jour.

On peut remplacer la térébenthine des Vosges par les térébenthines de Venise ou de Bordeaux, ainsi que par les baumes de la Mecque, du Canada ou de tolu, dont les propriétés médicinales sont à peu près semblables.

II.

BALANO-POSTHITE.

La balano-posthite est de toutes les maladies vénériennes la plus facile à guérir. Quelques lotions ou injections astringentes suffisent, dans la plupart des cas, pour la faire promptement disparaître.

Solutions astringentes.

Eau distillée...................... 125 gr.
Azotate d'argent.............. 20 à 30 centigr.

Eau de rose..................... 125 gr.
Sulfate d'alumine.............. 3 à 5 gr.

Eau de rose..................... 80 gr.
Vin aromatique.................. 40 gr.
Tannin....................... 1 à 2 gr.

Eau distillée.................... 125 gr.
Teinture d'iode............... 1 à 2 gr.

Décoction de quinquina......... 125 gr.
Extrait gommeux d'opium....... 1 gr.

Quand le gland est susceptible d'être découvert, on fait trois ou quatre pansements par jour avec un linge fin imbibé de l'une des solutions précédentes. Si la maladie se complique de phimosis, on remplace les pansements par des injections entre le gland & le prépuce.

La balano-posthite n'exige le plus souvent qu'un traitement local. Cependant quand l'inflammation tend à devenir phlegmoneuse & menace de se terminer par gangrène, il est bon de soumettre le malade à un régime sévère & à l'usage des antiphlogistiques : diète, repos, bains généraux, boissons délayantes, purgatifs salins, &c. Pour conjurer la gangrène, on fera prendre les pilules suivantes :

<pre>
Camphre....................... 2 gr.
Extrait d'opium................ 20 centigr.
Musc.......................... 50 centigr.
</pre>

Pour quarante pilules ; de six à dix par jour.

On enveloppera la verge avec des compresses imbibées d'une solution fortement opiacée.

<pre>
Eau de rose.................. 200 gr.
Vin aromatique............... 100 gr.
Extrait d'opium..............   3 gr.
</pre>

L'inflammation calmée, lotions & injections intra-préputiales avec un des liquides précédemment indiqués.

III.

BLENNORRHAGIE CHEZ LA FEMME.

VULVITE, URÉTHRITE,

VAGINITE ET BLENNORRHAGIE UTÉRINE.

Le traitement de la vulvite est le même, sauf quelques légères modifications, que celui de la balano-posthite. Quant à l'uréthrite, on la traite, comme chez l'homme, par les injections astringentes, le copahu, le cubèbe, la térébenthine, le camphre, &c.

Injections vaginales.

Eau............................ 1000 gr.
Tannin...................... 10 à 50 gr.

Eau............................ 1000 gr.
Extrait de ratanhia.......... 15 à 20 gr.

Eau............................ 1000 gr.
Alun .... 10 à 20 gr.

Eau............................ 1000 gr.
Sulfate de zinc.............. 10 à 20 gr.

Eau............................ 1000 gr.
Sulfate de fer................ 5 à 20 gr.

Eau............................ 1000 gr.
Acétate de plomb............. 5 à 20 gr.

Eau distillée................. 1000 gr.
Azotate d'argent............. 1 à 2 gr.

Eau............................ 1000 gr.
Teinture d'iode .... 5 à 20 gr.
Iodure de potassium........... 2 gr.

Eau............................ 1000 gr.
Teinture d'iode .... 10 gr.
Tannin........................ 5 gr.

Eau............................ 1000 gr.
Liqueur de goudron .... 100 gr.

Décoction d'écorce de chêne .... 1000 gr.
Alun .... 5 à 10 gr.

```
Eau distillée ..................... 1000 gr.
Proto-iodure de fer............ 5 à 10 gr.

Eau. ......................... 1000 gr.
Perchlorure de fer ........... 5 à 10 gr.

Eau........................... 1000 gr.
Pierre divine...................    10 gr.

Décoction de guimauve......... 1000 gr.
Laudanum de Sydenham ....... 2 a 5 gr.

Décoction de roses de Provins... 1000 gr.
Tannin........................    5 gr.

Eau........................... 1000 gr.
Vinaigre rosat.................    20 gr.

Eau........................... 800 gr.
Liqueur de Labarraque......... 200 gr.
```

Ces diverses solutions doivent être poussées vers les parties profondes du vagin, au moyen d'une seringue ou d'un clyso-pompe auquel on adapte une canule souple en caoutchouc, dont l'extrémité libre a la forme d'une olive percée en arrosoir. On peut encore introduire dans le vagin des tampons de charpie imbibés de l'un de ces liquides ou du mélange suivant :

```
Glycérine...................... 30 gr.
Tannin ....................... 4 gr.
```

On cautérise les érosions & les granulations du col utérin avec l'azotate d'argent, le nitrate acide de mercure ou la teinture d'iode.

Le traitement interne de la vaginite & de la

blennorrhagie utérine n'a rien de spécifique. Il se compose de remèdes généraux, dont le choix est subordonné à la constitution, au tempérament des malades, ainsi qu'aux divers états diathésiques, chlorose, lymphatisme, scrofule, &c., sous l'influence desquels peut s'entretenir & se perpétuer l'écoulement blennorrhagique.

IV.

COMPLICATIONS DE LA BLENNORRHAGIE.

***

Formules diverses.

Contre l'œdème du prépuce, l'adénite inguinale, l'épididymite, l'orchite, la prostatite, l'arthrite, la spermatorrhée & les végétations. Nous avons dit (sect. V, aphor., 15), & nous croyons utile de rappeler ici qu'une prompte guérison de la blennorrhagie est le plus sûr des préservatifs contre les accidents dont cette maladie peut se compliquer.

Eau........................... 500 gr.
Sous-acétate de plomb.......... 5 gr.
Contre l'œdème du prépuce.

Eau........................... 500 gr.
Alun.......................... 25 gr.
Même usage.

On enveloppe & on comprime légèrement l'organe œdématié avec une bandelette de toile imbibée de l'un de ces deux liquides.

> Onguent napolitain............. 20 gr.
> Extrait de belladone.......... 2 à 5 gr.

Contre l'adénite inguinale, l'épididymite & la prostatite.

> Onguent napolitain............. 20 gr.
> Extrait de ciguë.............. 2 à 5 gr.

Même usage.

> Axonge......................... 30 gr.
> Iodure de plomb............... 4 gr.
> Iodure de potassium............ 2 gr.

Contre l'orchite chronique & les engorgements de l'épididyme.

> Eau distillée................... 300 gr.
> Iodure de potassium............ 10 gr.

Une à deux cuillerées à bouche par jour. Même usage.

Un des meilleurs moyens à opposer aux engorgements chroniques de l'épididyme consiste dans l'emploi d'un suspensoir ouaté & garni intérieurement de taffetas ciré. Ce suspensoir a pour effet de maintenir le scrotum dans une sorte de bain de vapeur permanent, lequel peut suffire, dans certains cas, pour amener à la longue la résorption complète de ces engorgements.

> Décoction d'orge ou de chiendent. 1000 gr.
> Azotate de potasse............ 5 à 15 gr.

Tisane à prendre en un jour, contre l'arthrite blennorrhagique.

Eau de laitue................... 125 gr.
Vin de colchique .... 30 gr.
Eau de laurier-cerise........... 5 gr.
Sirop de Tolu.................. 25 gr.

Potion à prendre d'heure en heure, par cuillerées à café. Même usage.

Eau de laitue .... 125 gr.
Teinture de colchique........ 1 a 2 gr.
Sirop de Tolu................... 25 gr.

Potion à prendre par cuillerées à bouche, de deux en deux heures. Même usage.

Cubèbe........................ 60 gr.
Poudre de Dower.............. 2 gr.
Bi-carbonate de soude.......... 4 gr.

Divisez en 16 paquets; quatre par jour. Même usage.

Le traitement général de l'arthrite blennorhagique ne diffère pas, ainsi que nous l'avons dit, de celui du rhumatisme vulgaire; il en est de même du traitement local. Quant à l'uréthrite concomitante, source première de la maladie, loin de la laisser couler ou de la raviver, comme l'ont conseillé quelques médecins, il faut, au contraire chercher à la guérir le plus vite possible.

Eau distillée.................. 200 gr.
Bromure de potassium.......... 2 gr.
Sirop de Tolu................. 30 gr.

Deux à trois cuillerées à bouche par jour, contre la spermatorrhée.

Sucre .... 20 gr.
Lupulin...................... 5 gr.

Divisez en vingt prises; deux à quatre par jour. Même usage.

>   Sirop de Tolu................... 400 gr.
>   Citrate de fer................. 5 à 10 gr.
> Deux à trois cuillerées par jour, contre le suintement uréthral & la prostatorrhée.

A ces agents spéciaux indiqués contre la spermatorrhée, il convient de joindre un régime tonique & réparateur, les amers, le quinquina, les eaux sulfureuses, les bains de mer & surtout l'hydrothérapie. Si l'on a lieu de supposer que les pertes séminales dépendent d'un état de phlogose des canaux éjaculateurs, on pourra avoir recours à la cautérisation de la région prostatique au moyen de la sonde Lallemand.

>   Poudre de Sabine .... 10 gr.
>   Alun calciné .... 5 gr.
>   Opium en poudre............... 1 gr.
> Contre les végétations.

>   Poudre de sabine............... 5 gr.
>   Alun calciné .... 5 gr.
>   Oxyde de fer................... 3 gr.
> Même usage.

>   Poudre de sabine.......... .... 10 gr.
>   Calomel....................... 5 gr.
>   Sublimé.................. .... 5 à 10 centigr.
> Même usage.

Quand les végétations résistent à l'action de ces diverses poudres, ce qui arrive assez fréquemment, il faut alors les détruire soit par l'excision, soit par la ligature ou par la cautérisation.

CHAPITRE II.

TRAITEMENT DES CHANCRES ET DES BUBONS.

I.

CHANCRE SIMPLE ET BUBON PHLEGMONEUX.

Liquides prophylactiques.

De nombreux liquides ont été proposés pour enlever ou neutraliser sur place le virus syphilitique fraîchement inoculé. Tels sont les acides sulfurique, citrique & acétique étendus d'eau, le vin aromatique, l'alcoolé de guaco, les solutions de potasse ou d'ammoniaque, de sublimé, de chlorure de soude, de sulfate de fer, ainsi que le mélange suivant, dont les propriétés prophylactiques ont été expérimentalement démontrées [1].

Alcool...................... 30 gr.
Savon mou de potasse........... 20 gr.
Essence de citron .... 15 gr.

[1]. Voyez mon *Traité des maladies vénériennes,* p. 401 & suivantes.

L'essence de citron pourrait être remplacée par
les essences de cédrat, de romarin ou de lavande.

Caustiques.

Les caustiques les plus usités pour détruire
le chancre sont l'acide azotique monohydraté, la
pâte de Canquoin & la pâte carbo-sulfurique :

> Chlorure de zinc.............. 1 partie.
> Farine de froment............. 2 parties.
> Alcool........................ Q. S.
>
> Acide sulfurique.............. 10 gr.
> Charbon de bois pulvérisé........ Q. S.

La pâte au chlorure de zinc ou de Canquoin
doit être appliquée sous la forme d'une rondelle
ayant la même dimension que celle du chancre;
on la fixe avec une bande de toile, & on la laisse
en place pendant une demi-heure ou une heure,
suivant l'étendue & la profondeur de l'ulcère. La
pâte carbo-sulfurique s'applique de la même
manière, mais avec cette différence qu'au lieu de
l'enlever au bout d'un certain temps, on l'aban-
donne à elle-même & on la laisse se dessécher sur
le chancre, auquel elle reste adhérente jusqu'à la
chute de l'eschare.

Solutions astringentes.

Les chancres simples que l'on n'a pu détruire
par les caustiques, doivent être pansés plusieurs

fois par jour avec de la charpie imbibée, suivant les indications, de l'une des solutions suivantes :

Eau de rose...................... 100 gr.
Sulfate d'alumine.............. 3 à 5 gr.

Vin aromatique................... 100 gr.
Laudanum de Sydenham....... 1 à 2 gr.

Décoction de quinquina.......... 100 gr.
Extrait d'opium............... 1 à 2 gr.

Eau de rose..................... 100 gr.
Tannin...................... 1 à 2 gr.

Eau distillée.................... 100 gr.
Azotate d'argent.............. 1 à 3 gr.

Eau distillée.................... 100 gr.
Alcoolé de guaco .... 20 à 50 gr.

Eau distillée.................... 100 gr.
Teinture d'iode............... 5 à 10 gr.

Eau distillée.................... 100 gr.
Chlorure de soude.............. 50 gr.

Eau distillée .... 100 gr.
Tartrate de fer & de potasse... 5 à 20 gr.

Eau distillée.................... 100 gr.
Chlorure de zinc............ 10 à 20 centigr.

Les solutions de tartrate ferrico-potassique ou de chlorure de zinc sont particulièrement indiquées pour combattre le phagédénisme. On prescrit encore, dans le même but, les mélanges suivants :

Stéaraté de fer.................. 40 gr.
Essence de lavande.............. 5 gr.

Charbon pulvérisé................ 10 gr.
Poudre de quinquina .... 10 gr.

Eau distillée .... 300 gr.
Créosote........................ 1 à 3 gr.

Eau distillée .... 100 gr.
Teinture d'iode................. 5 à 20 gr.
Iodure de potassium .... 1 gr.

Cette dernière préparation est celle qui, jusqu'à présent, m'a donné les meilleurs résultats.

Pommades et emplâtres.

Les pommades, & en général les corps gras, ne conviennent point au traitement du chancre simple. Leur emploi doit être uniquement réservé pour les cas où un bubon aigu venant à se développer, on veut en obtenir la résolution.

Onguent napolitain............... 20 gr.
Extrait de belladone .... 3 à 5 gr.

Onguent napolitain............... 20 gr.
Extrait de ciguë................ 3 à 5 gr.

Onguent mercuriel simple........ 15 gr.
Cérat opiacé..................... 10 gr.

Onguent mercuriel simple........ 20 gr.
Laudanum de Rousseau........... 5 gr.

Axonge .... 30 gr.
Iodure de potassium.............. 2 gr.

Axonge.......................... 30 gr.
Iodure de potassium............. 2 gr.
Iodhydrate de morphine......... 50 centigr.

Axonge .... 30 gr.
Iodure de plomb .... 3 gr.
Iodure de potassium............. 1 gr.

Axonge.......................... 30 gr.
Iodure de plomb................. 3 gr.
Extrait de ciguë................ 5 gr.

Emplâtre de Vigo................ 2 parties.
Emplâtre de ciguë............... 1 partie.
Extrait d'opium .... 1 gr.

Emplâtre de ciguë............... 20 gr.
Iodure de plomb .... 2 gr.
Extrait d'opium .... 1 gr.

Les bubons simples, avons-nous dit, sont les seuls dont on puisse espérer la résolution. Quant aux bubons chancreux ou virulents, ils suppurent fatalement. Une fois ouverts, on les traite comme les chancres dont ils dérivent.

Le chancre simple n'exige le plus souvent qu'un traitement local. Cependant si le sujet est faible de constitution, s'il est anémique ou d'un lymphatisme exagéré, il sera bon de le mettre à l'usage des amers & des ferrugineux.

Iode........................... 4 gr.
Limaille de fer................. 2 gr.
Eau distillée................... 8 gr.
Miel........................... 5 gr.
Poudre de réglisse............. Q. S.

Pour cent pilules, dites de Blancard; quatre à six par jour.

Extrait de gentiane............. 10 gr.
Proto-iodure de fer............. 5 gr.

Fer réduit .... 1 gr.
Pour cinquante pilules; deux à quatre par jour.

Sirop de salsepareille............ 500 gr.
Proto-iodure de fer............... 5 gr.
Deux à quatre cuillerées par jour.

Sirop de salsepareille............ 500 gr.
Perchlorure de fer liquide........ 5 gr.
Une à trois cuillerées par jour.

Sirop de gayac.................... 500 gr.
Citrate de fer.................... 10 gr.
Deux à trois cuillerées par jour.

Les sirops de salsepareille & de gayac n'ont aucune action contre le chancre simple; mais il peut être utile de les prescrire à certains malades dont l'esprit, tourmenté par la crainte de la vérole, a besoin d'être rassuré par un semblant de médication interne.

II.

CHANCRE INFECTANT ET ADÉNOPATHIE SPÉCIFIQUE.

Les solutions astringentes prescrites contre le chancre simple conviennent également au traitement local du chancre infectant, lorsque celui-ci s'enflamme, suppure & tend à devenir phagédénique. Dans les cas ordinaires, il suffit de panser le chancre avec de la charpie recouverte d'une légère couche de pommade mercurielle.

Pommades et emplâtres.

Axonge......................	15 gr.
Calomel....................	1 gr.
Glycérolé d'amidon...........	15 gr.
Calomel....................	1 gr.
Axonge......................	20 gr.
Proto-iodure de mercure........	1 gr.
Glycérolé d'amidon............	20 gr.
Proto-iodure de mercure........	1 gr.
Onguent mercuriel simple.......	15 gr.
Cérat opiacé.................	10 gr.
Axonge......................	30 gr.
Calomel....................	2 gr.
Opium en poudre..............	1 gr.
Cold-cream	20 gr.
Précipité blanc..............	1 gr.
Essence de roses	4 gouttes.
Cérat opiacé................	20 gr.
Précipité blanc..............	1 gr.
Chlorhydrate de morphine.......	25 centigr.

Dans le plus grand nombre des cas, l'adénopathie symptomatique du chancre infectant n'exige aucun traitement local. Cependant si la tumeur ganglionnaire prend un trop grand développement, il sera bon d'y appliquer un des emplâtres suivants :

Emplâtre de Vigo...............	2 parties.
Emplâtre de ciguë.............	1 partie.

Emplâtre de Vigo.................. 20 gr.
Extrait de belladone.............. 1 gr.

Emplâtre de Vigo .... 20 gr.
Iodure de plomb................ 2 gr.

Quant au traitement général du chancre infectant & de l'adénopathie spécifique, il n'est autre que celui de la syphilis constitutionnelle.

CHAPITRE III.

TRAITEMENT DE LA SYPHILIS CONSTITUTIONNELLE.

I.

MÉDICATION GÉNÉRALE OU INTERNE.

Préparations mercurielles.

Nous avons insisté sur la nécessité d'administrer le mercure dès le début de l'infection syphilitique (sect. IX, aphor. 42, 43 & 44). Les formules suivantes indiquent les préparations les plus usuelles, dans lesquelles entrent ce métal & ses composés.

> Onguent napolitain............. 4 gr.
> Savon médicinal................ 2 gr.
> Poudre de guimauve............ Q. S.

Pour quarantes pilules, dites de Sédillot; une à trois par jour.

> Mercure........................ 2 gr.
> Conserve de roses.............. 3 gr.
> Poudre de réglisse............. 1 gr.

Pour quarante pilules; une à quatre par jour.

Mercure soluble de Hahnemann.   1 gr.
Opium brut....................   1 gr.

Pour quarante pilules; une à deux par jour.

Sublimé........................   40 centigr.
Extrait d'opium ....   50 centigr.
Extrait de gayac...............   2 gr.

Pour quarante pilules, dites de Dupuytren;
une à quatre par jour.

Sublimé........................   30 centigr.
Thridace.......................   1 gr.

Pour quarante pilules; deux à six par jour.

Proto-iodure de mercure........   2 gr.
Thridace.......................   1 gr.
Extrait d'opium ....   40 centigr.

Pour quarante pilules; une à deux par jour.

Proto-iodure de mercure........   1 gr.
Extrait de gayac...............   2 gr.
Extrait de ciguë...............   1 gr.

Pour quarante pilules; deux à quatre par jour.

Proto-iodure de mercure........   2 gr.
Thridace.......................   2 gr.
Extrait de belladone...........   1 gr.

Pour quarante pilules; deux à quatre par jour,
dans l'iritis syphilitique.

Bi-iodure de mercure...........   20 centigr.
Thridace.......................   1 gr.
Extrait de gayac...............   1 gr.

Pour quarante pilules; deux à six par jour.

Eau distillée ....   900 gr.
Alcool.........................   100 gr.
Sublimé........................   1 gr.

Liqueur de Van Swieten; une à trois cuillerées
par jour, dans du lait ou de l'eau sucrée.

> Eau distillée...................... 460 gr.
> Alcool.......................... 40 gr.
> Bi-iodure de mercure........... 25 centigr.

Une à trois cuillerées par jour, dans du lait ou de l'eau sucrée.

Il arrive quelquefois que l'estomac ne peut supporter ces médicaments. Il faut alors avoir recours aux *frictions* sur la peau avec l'onguent napolitain. On pourrait encore, dans ce cas, employer les *fumigations*, faites au moyen de trochisques ou clous fumants, que l'on prépare de la manière suivante :

> Charbon de bois pulvérisé....... 20 gr.
> Proto-iodure de mercure........ 2 gr.
> Benjoin...................... 50 centigr.

Ajoutez Q. S. d'eau légèrement sucrée pour faire pâte, & divisez en vingt trochisques de forme conique.

Le malade fera une fumigation le matin & une autre le soir, en brûlant chaque fois un de ces petits trochisques, dont il aspirera lentement la vapeur.

Préparations iodurées.

L'iodure de potassium étant très-déliquescent, se prête mal aux manipulations pharmaceutiques. Le mieux est de le faire prendre en solution dans de l'eau distillée, dans du lait ou dans un sirop. On peut néanmoins, dans les cas où il n'est pas nécessaire d'en élever beaucoup la dose, le prescrire sous la forme de pilules ou de pastilles.

Eau distillée..................... 300 gr.
Iodure de potassium............. 15 gr.
Deux à six cuillerées par jour.

Sirop d'écorce d'orange.......... 300 gr.
Sirop de gayac .... 200 gr.
Iodure de potassium. .... 20 gr.
Même usage.

Sirop d'écorce d'orange......... 300 gr.
Sirop de salsepareille............ 200 gr.
Iodure de potassium. .... 20 gr.
Même usage.

Sirop d'écorce d'orange .... 300 gr.
Sirop de gentiane............... 200 gr.
Iodure de potassium .... 20 gr.
Même usage.

Iodure de potassium............ 5 gr.
Extrait de gentiane............. 5 gr.
Poudre de guimauve........... Q. S.
Pour cinquante pilules; cinq à vingt par jour.

Iodure de potassium .... 5 gr.
Sucre en poudre................. 50 gr.
Mucilage adragant.............. Q. S.
Pour cinquante pastilles ; cinq a vingt par jour.

Quelques médecins ont proposé de remplacer l'iodure de potassium par l'iodure d'ammonium, lequel paraît jouir, à dose plus faible, des mêmes propriétés.

Eau distillée .... 200 gr.
Iodure d'ammonium............. 2 gr.
Deux à quatre cuillerées par jour.

Iodure d'ammonium............. 2 gr.
Mucilage....................... Q. S.
Pour quarante pilules ; deux à huit par jour.

Certains accidents syphilitiques exigent l'emploi simultané du mercure & de l'iodure de potassium (*traitement mixte*). On peut alors administrer avec avantage l'*iodhydrargyrate d'iodure de potassium*, dans lequel les deux médicaments sont combinés en proportions à peu près égales.

Eau distillée .... 300 gr.
Iodure de potassium............ 15 gr.
Bi-iodure de mercure .... 15 centigr.
Deux à quatre cuillerées par jour.

Eau distillée .... 500 gr.
Iodhydrargyrate de potassium... 1 gr.
Deux à quatre cuillerées par jour.

Sirop de gayac................. 500 gr.
Iodhydrargyrate de potassium ... 1 gr.
Deux à quatre cuillerées par jour.

Sucre de lait .... 2 gr.
Iodhydrargyrate de potassium ... 1 gr.
Pour quarante pilules ; une à trois par jour.

Adjuvants du mercure et de l'iodure de potassium.

Ces médicaments, ainsi que l'indique leur nom,

ont pour but soit de soutenir l'action des spécifiques, soit d'en faciliter la tolérance par l'estomac. Quelques-uns, tels que le fer, l'arsenic, le
chlorate de potasse, &c., sont employés pour
répondre à certaines indications particulières, qui
peuvent se présenter dans le cours du traitement.

Bois de gayac râpé............... 200 gr.
Racine de salsepareille......... 100 gr.
Racine de squine............... 100 gr.
Eau........................... 2000 gr.
Sucre......................... 1000 gr.

Faites macérer dans l'eau pendant vingt-quatre
heures; réduisez à moitié sur un feu doux; pas-
sez avec expression & ajoutez le sucre. Deux à six
cuillerées par jour.

Ce sirop & les suivants peuvent remplacer avec
avantage le rob dit de Laffecteur.

Salsepareille .... 200 gr.
Bourrache .... 12 gr.
Roses pâles .... 12 gr.
Séné .... 12 gr.
Anis.......................... 12 gr.
Sucre......................... 200 gr.
Miel blanc .... 200 gr.
Eau........................... Q. S.

Sirop de salsepareille composé ou de Cuisinier.
Deux à six cuillerées par jour dans de l'eau ou dans
une infusion amère.

On emploie de même le sirop de salsepareille
simple, ainsi que les sirops de gayac, de squine
& de sassafras.

> Eau......................... 2000 gr.
> Salsepareille..................... 60 gr.
> Gomme arabique .... 10 gr.
> Sulfure d'antimoine lavé & ren-
>   fermé dans un nouet.......... 80 gr.

Faites bouillir jusqu'à réduction de moitié.

Cette *tisane* dite *de Feltz* s'emploie dans quelques cas de syphilis rebelles. On prescrit encore dans les mêmes cas, la *tisane* ou *décoction de Zittmann*, dans la composition de laquelle entrent la salsepareille, le cinabre, le calomel, le séné & quelques autres espèces aromatiques.

> Sirop de gayac................... 500 gr.
> Proto-iodure de fer.............. 5 gr.

Une à deux cuillerées par jour, contre l'anémie syphilitique.

> Sirop de salsepareille........... 500 gr.
> Arséniate de soude........... 10 à 15 centigr.

Une à trois cuillerées par jour; contre les syphilides graves & chez les sujets dartreux.

> Eau........................... 150 gr.
> Chlorate de potasse .... 4 gr.
> Sirop de limons................ 30 gr.

Potion à prendre en un jour, contre la stomatite mercurielle. |

> Sucre en poudre................ 500 gr.
> Chlorate de potasse pulvérisé.... 25 gr.
> Mucilage...................... Q. S.

Pour cinq cents pastilles ; dix à vingt par jour. Même usage.

Eau commune .... 400 gr.
Sirop de limons.................. 60 gr.
Gomme arabique .... 4 gr.
Chlorate de potasse............. 12 gr.

Pour gargarisme, contre la stomatite mercurielle.

Eau de laitue.................... 400 gr.
Miel rosat .... 60 gr.
Acide chlorhydrique .... 1 gr.

Même usage.

Chlorate de potasse pulvérisé.... 10 gr.
Poudre de charbon.............. 5 gr.
Poudre de quinquina........... 5 gr.

Pour dentifrice. Même usage.

Ce dernier moyen est un des meilleurs à employer pour prévenir la stomatite mercurielle, ou pour la guérir à son début. On frictionne les gencives matin & soir, soit avec une brosse douce, soit à l'aide du doigt imprégné de cette poudre.

Succédanés du mercure.

Nous avons dit notre opinion sur la valeur au moins problématique des divers agents tour à tour proposés pour remplacer le mercure (sect. XIV, aphor. 23), & parmi lesquels figurent au premier rang le bi-chromate de potasse & le chlorure d'or. Ce n'est donc que pour mémoire, & pour ne point laisser de lacune dans ce travail, que nous en donnons ici les formules.

Bi-chromate de potasse......... 1 gr.

Thridace...................... 2 gr.
Extrait d'opium .... 50 centigr.
Pour cent pilules ; deux à six par jour.

Sirop de salsepareille............ 200 gr.
Chlorure d'or & de sodium...... 5 centigr.
Deux à trois cuillerées par jour.

Chlorure d'or & de sodium...... 25 centigr.
Thridace...................... 2 gr.
Pour cinquante pilules ; deux par jour.

Chlorure d'or & de sodium...... 5 centigr.
Poudre d'iris ou de lycopode ... 50 centigr.
Pour dix paquets ; une friction chaque jour sur
la langue ou sur les gencives.

II.

MÉDICATION LOCALE OU EXTERNE.

Formules diverses.

Contre les syphilides, les plaques muqueuses,
les ulcérations secondaires ou tertiaires, l'alopécie,
l'iritis, les tumeurs gommeuses, le sarcocèle, la
la carie, la nécrose, &c.

Eau distillée.................... 200 gr.
Alcool........................ 50 gr.
Sublimé.................... 10 à 30 gr.
Faites dissoudre & versez dans un grand bain.
Contre les syphilides sèches.

> Eau distillée.................... 500 gr.
> Chlorhydrate d'ammoniaque. 20 à 50 gr.
> Sublimé.................... 10 à 30 gr.

Même usage.

On doit se servir pour ces bains d'une baignoire en bois ou en zinc émaillé. Pour les enfants, on réduit la dose de sublimé à 2 ou 5 gr.

> Eau chaude.................... 10 kilog.
> Colle de Flandre.............. 500 gr.

Faites dissoudre & versez dans un grand bain.
Contre les syphilides humides.

On trouvera dans mon *Traité des maladies vénériennes*, page 600, la description & le dessin d'un petit appareil que j'ai imaginé pour simplifier & vulgariser l'emploi des fumigations au cinabre, si utiles contre les syphilides sèches, de forme papuleuse ou squammeuse.

> Eau distillée .... 400 gr.
> Sirop de mûres.................. 60 gr.
> Alcool........................ 20 gr.
> Sublimé .... 20 a 40 centigr.

Pour gargarisme, contre les plaques muqueuses & les ulcérations syphilitiques de la gorge.

> Eau distillée .... 400 gr.
> Sirop de mûres.................. 60 gr.
> Teinture d'iode.............. 2 à 4 gr.
> Iodure de potassium............ 1 gr.

Même usage.

> Eau commune .... 400 gr.

> Sirop de mûres.................. 60 gr.
> Alun ou borate de soude........ 4 gr.

Même usage; dans la période aiguë.

> Miel blanc...................... 30 gr.
> Sublimé..................... 10 à 30 centigr.

Pour collutoire, contre les lésions secondaires de la langue & des lèvres.

> Miel rosat...................... 20 gr.
> Sirop de mûres.................. 10 gr.
> Borate de soude................ 2 gr.

Même usage.

Ces gargarismes & collutoires n'agissant que d'une manière assez lente, il est presque toujours nécessaire d'y joindre la cautérisation avec le nitrate acide de mercure, laquelle est le seul remède vraiment efficace contre les plaques & les ulcérations secondaires de la cavité buccale.

Pour les plaques muqueuses du larynx, on peut employer utilement les fumigations mercurielles, soit avec les cigarettes de Trousseau, soit au moyen des trochisques ou clous fumants, dont la formule est indiquée plus haut. (Voyez page 180.)

> Eau commune................... 200 gr.
> Liqueur de Labarraque.......... 100 gr.

Contre les plaques muqueuses de la vulve & de l'anus.

> Axonge........................ 30 gr.
> Calomel .... 2 à 3 gr.

Même usage.

> Axonge........................ 30 gr.

Proto-iodure de mercure........ 2 gr.
Même usage.

Poudre de calomel............. 10 gr.
Poudre de riz ou d'amidon...... 10 gr.
Même usage.

Ces préparations conviennent également pour le pansement des plaques muqueuses du gland, du prépuce, du scrotum, du pli génito-crural, du creux de l'ombilic, de l'intervalle des orteils &, en général, de toutes les lésions de cet ordre situées en dehors de la cavité buccale.

Axonge....................... 30 gr.
Proto-iodure de mercure........ 2 gr.
Calomel...................... 1 gr.
Contre le psoriasis palmaire & l'onyxis.

Axonge....................... 30 gr.
Teinture de cantharides......... 3 gr.
Sublimé .... 5 à 10 centigr.
Contre l'alopécie.

Rhum........................ 90 gr.
Alcoolat de mélisse............ 10 gr.
Teinture de cantharides......... 10 gr.
Sublimé.................... 5 à 10 centigr.
Même usage.

Onguent napolitain............ 15 gr.
Extrait de belladone........... 10 gr.
Contre l'iritis syphilitique.

Eau distillée.................. 50 gr.
Sulfate d'atropine............. 2 centigr.
Laudanum de Sydenham .... 5 gouttes.
Pour collyre. Même usage.

> Eau distillée...................... 125 gr.
> Teinture d'iode.............. 5 à 10 gr.
> Iodure de potassium............ 1 gr.

Contre les ulcérations tertiaires.

> Axonge......................... 30 gr.
> Iodure de potassium............ 2 gr.
> Iode........................... 1 gr.

Même usage.

Les pommades & les emplâtres résolutifs, dont nous avons précédemment donné les formules (voyez page 176), trouvent encore leur application dans le traitement des tumeurs gommeuses, du sarcocèle, de la périostite & de l'ostéite syphilitiques. Quant à la nécrose & à la carie, l'une & l'autre exigent une intervention de l'art aussi prompte qu'énergique. Il faut, autant que possible favoriser l'élimination des parties osseuses frappées de mort : *caries generat cariem*. Puis on fera dans la plaie de fréquentes injections avec des solutions d'iode plus ou moins étendues, en même temps que l'on soumettra le malade à l'usage interne des spécifiques & de tous les autres moyens propres à relever sa constitution affaiblie par la diathèse.

FIN DU FORMULAIRE.

NOTES

ET

OBSERVATIONS CLINIQUES.

I.

...... Et si quelques dissentiments, plus apparents que réels, touchant l'étiologie du chancre simple & du chancre infectant, nous divisent encore en théorie, du moins sommes-nous tous d'accord dans la pratique, c'est-à-dire en ce qui regarde le diagnostic & le traitement de ces deux variétés de l'ulcère primitif. (PRÉFACE, page 3.)

A peine ces lignes étaient-elles imprimées, que nous en lisions la confirmation suivante dans la *Gazette médicale de Lyon* du 17 novembre 1867 :

M. DIDAY. « .... Maintenant je demande à « M. Icard, après ce qu'il vient de nous dire, « s'il est uniciste ou dualiste.

M. ICARD. « La doctrine du dualisme chan- « creux me paraît mieux rendre compte des faits ; « mais on ne peut moins faire que d'avouer qu'en « pratique *elle devient souvent une cause d'erreur* « *pour les dualistes eux-mêmes*, & qu'en face des « affirmations hâtives qui aboutissent tous les « jours à des rétractions, on doit être d'une « extrême réserve. Pour ma part, *j'en suis arrivé*

« *à être dualiste en théorie et uniciste en pra-*
« *tique.* »

M. Diday. « Je répondrai à M. Icard que
« *je suis souvent porté à conclure comme lui;*
« mais que, d'après ce que nous savons sur les
« longues incubations du chancre, j'ai l'habitude,
« dans les cas douteux, de ne me prononcer défi-
« nitivement sur la nature d'un chancre que *cin-*
« *quante* ou *soixante* jours après son début. »
« (*Société des sciences médicales,* séance du 6 novembre.)

Ainsi, d'après leur aveu, les dualistes ne sont
tels qu'en théorie; dans la pratique, ils rede-
viennent unicistes... Nous ne leur en demande-
rons pas davantage, heureux que nous sommes
de recueillir de leur propre bouche cette déclara-
tion qui les honore. Nous laisserons seulement à
nos lecteurs le soin d'apprécier la valeur d'une
doctrine qui, loin de servir de guide au praticien, est devenue pour lui une source d'erreurs,
à tel point que ses plus zélés partisans se hâtent
de la répudier (& ils font bien) dès qu'ils sont en
présence du malade.

« Une bonne théorie, a dit Bacon, n'est qu'une
pratique raisonnée. » C'est pourquoi l'unicisme,
qui seul, en syphiliographie, maintient l'accord
entre la logique & l'observation, est resté &
restera la doctrine des praticiens, de tous ceux
qui préfèrent aux arguties de l'école les ensei-
gnements de la clinique.

II.

Recueilli & placé à l'abri du contact de l'air, le muco-pus blennorrhagique conserve pendant quelque temps son pouvoir contagieux. On peut même, lorsqu'il est récent, le délayer dans une certaine quantité d'eau, sans lui enlever son activité. (Sect. 1re, aphor. 9.)

Le Dr Piringer de Gratz, a reconnu expérimentalement que le muco-pus blennorrhagique, recueilli & desséché sur un linge, conserve pendant trente-six heures environ ses propriétés contagieuses. Astruc, dans son *Traité des maladies vénériennes*, cite l'observation suivante :

« Un jeune homme, pour se fortifier la vue, était depuis longtemps dans l'habitude de se laver tous les matins les yeux avec son urine encore chaude. Ayant malheureusement gagné une gonorrhée virulente, il continua cette pratique comme à l'ordinaire, sans se défier de rien. Il arriva cependant que l'urine communiqua bientôt à la conjonctive & aux paupières la virulence dont elle était infectée : ce qui produisit une fâcheuse ophthalmie vénérienne... » (Tome III, page 166.)

Delpech a rapporté une observation analogue. Il s'agit d'une jeune femme qui s'étant, par hasard, lavé les yeux avec une éponge & une solution d'acétate de plomb dont s'était servi auparavant un jeune homme atteint d'une uréthrite aiguë, contracta immédiatement une ophthalmie blennorrhagique qui détruisit l'un des yeux.

13

Le fait suivant, publié par M. Cullerier, n'est pas moins concluant :

« Un malade, entré à l'hôpital du Midi pour une blennorrhagie, portait un œil d'émail : il avait, en effet, dans son tout jeune âge, perdu un de ses yeux, par suite d'une affection restée inconnue. Chaque soir, le malade ôtait cet œil artificiel, & le mettait dans un verre d'eau qui lui servait à se laver la verge. Tout à coup, il fut pris d'une inflammation très-intense du moignon de son œil & de toute la membrane qui tapissait l'orbite, avec écoulement jaune verdâtre & douleurs affreuses. On en cherchait la cause quand il donna les renseignements précédents.» (*Des affections blennorrhagiques,* 1861, page 164.)

J'ai moi-même, il y a quelques années, observé un fait à peu près semblable.

Un jeune homme à qui je donnais mes soins pour une blennorrhagie uréthrale, s'étant, par mégarde, lavé le visage avec de l'eau dont il s'était servi deux heures auparavant pour lotionner sa verge, fut pris presque aussitôt d'une ophthalmie blennorrhagique double des plus violentes. Ce ne fut pas sans peine que je parvins à sauver ses yeux d'une destruction totale. Mais je ne pus cependant empêcher qu'il ne restât sur les cornées quelques taches opalines, heureusement assez légères pour ne pas gêner trop gravement la vision.

De ces faits & de beaucoup d'autres que nous

pourrions citer encore, découle cet enseignement pratique d'une importance capitale :

Tout individu atteint de blennorrhagie doit éviter avec le plus grand soin de porter à ses yeux soit la main, soit tout autre objet, tel qu'un linge, une éponge, etc., sur lesquels du muco-pus aurait pu être accidentellement déposé.

III.

Une ophthalmie purulente développée spontanément, sans cause connue, produit une sécrétion de matière puriforme, dont le contact avec la muqueuse de l'urèthre ou du vagin détermine une blennorrhagie uréthrale ou vulvo-vaginale parfaitement caractérisée. (Section 1re, aphor. 52.)

De nombreuses expériences ont établi d'une manière irrécusable ce point de doctrine.

Un célèbre oculiste anglais, le Dr Vetch, rapporte dans son *Traité des maladies de l'œil,* qu'ayant pris du pus sur la conjonctive d'un homme atteint d'ophthalmie purulente, & l'ayant transporté dans l'urèthre d'un autre individu, il en résulta, trente-six heures après, une blennorrhagie uréthrale avec écoulement très-abondant. MM. Pauli de Landau, Bettinger & Thiry de Bruxelles, ont fait des expériences analogues, & ont obtenu le même résultat.

« J'introduisis, dit M. Pauli de Landau, du muco-pus que j'avais d'un enfant atteint d'ophthalmie des nouveau-nés, dans l'urèthre d'un homme de trente-six ans, tout à fait sain. Le soir du troisième jour, il se déclara un écoulement uréthral que, malgré mes avertissements, il communiqua à sa femme.

« Au commencement de 1854, je fis une autre expérience qui ne me laissa plus aucun doute sur l'existence de ce principe contagieux blennorrhagique. Le muco-pus d'un enfant attaqué d'une ophthalmie des nouveau-nés fut introduit, au moyen d'un bourdonnet qui y fut laissé pendant une demi-heure, dans le vagin d'une fille publique en parfaite santé. Au bout de trois jours, il se manifesta une blennorrhagie qui se propagea, les jours suivants, jusqu'à l'orifice de l'utérus, & qui fut guérie par de fortes injections de nitrate d'argent.

« Ainsi, ajoute l'auteur de ces expériences, comme les blennorrhagies de l'urèthre & du vagin peuvent donner naissance à la blennorrhagie de la conjonctive & réciproquement, il ne peut plus y avoir de doute sur leur parfaite identité.» (*De la nature de l'ophthalmie d'Égypte*, Wurzbourg, 1858.)

Citons encore une expérience faite sur lui-même par notre regretté confrère & ami le Dʳ Guyomar, qu'une mort prématurée vient d'enlever à la science.

« Dans le courant de juin 1858, écrivait-il, nous nous introduisions à trois ou quatre centimètres dans l'urèthre, à l'aide d'une sonde cannelée, du pus d'ophthalmie purulente d'un nouveau-né, qu'on traitait au dispensaire de M. Desmarres. À la fin du deuxième jour qui suivit l'introduction du pus dans l'urèthre, une blennorrhagie se déclara. Elle devint atroce à partir du cinquième jour, & ne céda entièrement qu'au bout de trois semaines d'un traitement énergique. » (*Thèse de Paris*, 1858, page 45.)

IV.

S'il est souvent possible & même facile de reconnaître qu'un chancre est infectant, il n'est aucun cas dans lequel on puisse affirmer en toute certitude qu'un chancre est simple & restera tel. (Sect. vii, aphor. 38.)

Les dualistes seraient en droit de compter sur la reconnaissance des praticiens, si la nature voulait bien, réalisant leur hypothèse, donner aux deux variétés de l'ulcère primitif ces caractères nets & tranchés qui permettraient, dans tous les cas, de les différencier sur les malades aussi facilement que dans leurs livres. Malheureusement il n'en est rien. Que de fois, en présence d'un chancre, ne sommes-nous pas réduits à douter & à attendre pour savoir si l'individu qui le porte aura ou n'aura pas la vérole ! Que de fois, après avoir cru d'abord reconnaître que tel chancre est simple, ne sommes-nous pas forcés, quelques jours plus tard, de modifier notre jugement, alors que se manifestent, contrairement à notre

espoir, les symptômes avant-coureurs de l'infection syphilitique!

Voici, parmi de nombreux exemples de ce
genre que nous pourrions rapporter ici, un fait
bien propre à donner une idée des erreurs auxquelles on s'expose en accordant une valeur dia-
gnostique trop absolue aux caractères objectifs
du chancre.

Un jeune homme, voyageant en Écosse pour
son instruction, reçoit un chancre comme gage
de l'hospitalité traditionnelle en ce pays. Justement effrayé, il revient aussitôt à Paris, & se
place dans une maison de santé, où va le visiter,
chaque matin, un éminent syphiliographe. Le
chancre écossais paraît tellement simple, que
notre honorable confrère se refuse énergique-
ment à donner du mercure au malade, qui, peu
au courant des doctrines dualistes, & se croyant
menacé de la vérole, le lui demandait avec in-
stance. Vin aromatique & sirop de perchlorure de
fer sont les seuls moyens employés. Au bout
d'un mois le chancre est cicatrisé, & le malade,
se croyant guéri quitte la maison de santé.

Or, quinze jours après se déclarent une roséole
& une angine syphilitique..... Le malade retourne
alors chez son médecin, qui, ne le reconnaissant
pas, lui reproche vivement d'avoir attendu trop
longtemps pour venir le consulter! (Extrait de
mon *Traité des maladies vénériennes*, p. 381.)

« Je crois, dit **M.** Cullerier, que le chancre

le plus simple, le plus exempt d'induration locale, peut être suivi d'accidents constitutionnels. Tous les jours je suis témoin de faits semblables chez mes malades de Lourcine ; & ici je fais appel à tous ceux de nos collègues de la Société de chirurgie qui ont passé par cet hôpital, afin qu'ils disent s'il n'ont pas vu, comme moi, de ces exemples en grand nombre. (*Rapport à la Société de chirurgie,* Paris, 1855.)

M. Alphonse Guérin, dans son excellent livre sur les maladies des organes génitaux de la femme, a émis une opinion identique, laquelle a pour nous d'autant plus de valeur, que ce savant médecin paraît avoir, du moins en théorie, des tendances marquées vers le dualisme.

V.

Le chancre infectant se présente parfois sous la forme d'érosions superficielles plus ou moins larges, irrégulières & parcheminées (*chancre épithélial*), qu'il faut distinguer avec soin des érosions de la balanoposthite ou de la vulvite blennhorragique, avec lesquelles elles ont une certaine ressemblance. (Sect. VIII aphor. 27.)

Je crois utile d'appeler l'attention sur cette variété peu connue du chancre infectant. Le nom de *chancre épithélial* que je lui ai donné, m'a paru mieux que tout autre indiquer le caractère saillant de ce genre de phagédénisme, qui, au lieu d'entamer profondément la peau ou les muqueuses, né les dépouille, pour ainsi dire, que de leur couche épidermique.

Le chancre épithélial est généralement le point de départ de syphilis graves ou de longue durée. (Voyez mon *Traité des maladies vénériennes*, page 318.)

VI.

Contrairement au chancre simple qui, une fois cicatrisé, ne se reproduit jamais spontanément, le chancre infectant peut renaître sur place & de lui-même, c'est-a-dire sans nouvelle contagion. (Sect. VIII, aphor. 30.)

Ce fait important a été pour la première fois signalé & décrit dans le passage suivant de mon *Traité des maladies vénériennes* :

« L'ancienne école du Midi professait que le chancre ne peut pas récidiver : c'est là une erreur. Le chancre mou, il est vrai, ne reparaît plus après sa guérison ; mais le chancre infectant peut très-bien se reproduire après avoir été cicatrisé. Dans quelques cas, on le voit renaître une seconde & même une troisième fois de l'induration qu'il a laissée après lui. La cicatrice se rouvre *sans cause appréciable*, & il se forme une nouvelle ulcération tout à fait semblable à la première, & qui suppure comme par le passé. Ces récidives s'observent particulièrement quand le chancre a laissé une *induration saillante*, siégeant sur des parties qui sont ordinairement recouvertes ou soumises à des frottements, telles, par exemple, que la couronne du gland, le méat uréthral, le bord libre du prépuce, la face interne des grandes & des petites lèvres. J'ai vu un accident de ce genre se produire chez un de mes malades, qui a infecté sa maîtresse, croyant qu'il ne s'agissait que d'une simple écorchure. » (*Loc. cit.,* Paris, 1864, page 316.)

Un jeune médecin de Paris, qui déjà, en 1860, nous avait fait l'honneur de puiser dans nos travaux sur la *contagion syphilitique* le sujet de sa thèse inaugurale, vient de publier dans les *Archives générales de médecine* (novembre 1867), un mémoire sur la reproduction spontanée du chancre infectant. Nous avons vu avec grand plaisir que dans ce mémoire, dit original, l'auteur a bien voulu développer encore, & sans y rien ajouter de nouveau, nos idées relatives à ce point intéressant de pathologie syphilitique.

VII.

Bien que le chancre infectant s'inocule moins facilement que le chancre simple sur le malade même ou sur les sujets atteints de syphilis constitutionnelle, les cas dans lesquels cette inoculation réussit sont cependant assez nombreux pour qu'il soit impossible d'établir, sous ce rapport, une distinction radicale entre ces deux variétés de l'ulcère primitif. (Sect. VIII, aphor. 40.)

J'ai rapporté ailleurs de nombreuses observations de chancres infectants réinoculés sur les malades mêmes. Je me bornerai à reproduire ici un nouveau fait de ce genre, recueilli à mon dispensaire, & publié dans l'*Union médicale* du 10 août 1867, par mon chef de clinique, M. Gazeau.

« Un jeune homme vint nous consulter, pour la première fois, le 17 mai 1867. M. Langlebert étant absent ce jour-là, je constatai moi-même une ulcération du gland ayant complétement l'aspect & la mollesse du chancre simple type. Le malade s'en était aperçu quatre jours avant de se présenter à nous, & trois jours après le dernier coït, qui datait donc du 10 mai, l'avant-dernier remontant à six ou sept semaines.

« Dans l'aine, du côté droit, je trouvai un ganglion du volume d'une forte noisette, indolent, dur, rénitent, roulant fortement sous la peau, laquelle avait conservé à ce niveau sa coloration normale ; du côté gauche, quatre ou cinq ganglions présentant les mêmes caractères & étant seulement d'un volume un peu moindre. Le malade affirma que ces petites *grosseurs* n'existaient pas avant l'*écorchure* du gland.

« J'avais donc, d'un côté, une ulcération du gland présentant tous les caractères objectifs du chancre simple ; d'un autre, l'induration spécifique des ganglions correspondants.

« Ayant souvent vu M. Langlebert diagnostiquer, dans ce cas, un chancre infectant, & l'apparition des accidents secondaires étant toujours venue confirmer ce diagnostic, je n'hésitai pas à déclarer aux élèves qui suivaient la clinique que nous avions affaire à un chancre infectant à forme simple, & j'en prévins le malade. Je lui prescrivis, en conséquence, la liqueur de Van-Swieten.

« Le lundi suivant, 20 mai, le malade revint consulter, & M. Langlebert confirma mon diagnostic, tant la pléiade ganglionnaire lui parut caractéristique.

« Les choses restèrent dans cet état pendant quatre semaines. Le 14 juin, apparut sur la face interne du prépuce, en un point correspondant au chancre du gland, une ulcération chancreuse complétement molle, qui prit peu de développement, dura environ un mois, & ne laissa d'autre trace qu'une induration inodulaire dépourvue de tout caractère spécifique.

« Le 24 juin, c'est-à-dire dix jours après l'apparition du second chancre, nous aperçûmes sur le ventre & la poitrine de nombreuses taches de roséole.

« Auquel de ces deux chancres devait-on attribuer l'infection syphilitique dénoncée par cette roséole ? »

« La réponse n'était pas douteuse. Car si l'on considère que l'espace de temps qui sépare le début du chancre infectant des accidents secondaires, est en moyenne de six à sept semaines, qu'il n'est jamais moindre de trois semaines, on voit que le premier chancre rentrait dans la règle & que le second était complétement en dehors même de l'exception. Cette syphilis constitutionnelle était donc bien le fait de ce premier chancre, lequel avait, en s'inoculant, produit le chancre du prépuce. Réinoculé, deux mois après son début, sur le ventre du malade, il y produisit encore la pustule caractéristique, dont le caustique n'a pu arrêter la marche.

« Il s'agit donc d'un chancre mou, réinoculable au porteur, & ayant donné la vérole. »

Après de tels faits (& ils ne sont pas rares), qui oserait reprocher aux dualistes, même aux plus théoriquement convaincus, de devenir unicistes dans la pratique?

VIII.

Deux individus sains ayant des rapports avec une même femme atteinte d'un chancre infectant ou de plaques muqueuses ulcérées, il peut arriver que l'un d'eux ne contracte qu'un chancre simple, tandis que l'autre prendra un chancre infectant. (Sect. VIII, aphor. 45.)

« Deux jeunes gens de dix-sept à dix-huit ans, bien déterminés à éliminer l'inconnue qui tourmente cet âge, s'adressèrent à une jeune personne dès longtemps préparée à ce genre de problèmes. Mais, dans le combat, les deux vainqueurs furent blessés.

« Douze ou quinze jours après l'action, j'étais appelé à constater *de visu* les dégâts survenus dans les rangs des parties belligérantes.

« Le premier blessé qui se présenta dans mon
cabinet portait sur le prépuce un chancre induré
unique, accompagné de la pléiade indolente con-
sacrée. Informé par ce malade des circonstances
qui avaient donné lieu aux accidents pour lesquels
j'étais consulté, je pris la résolution d'en faire une
analyse approfondie & d'attendre les événements.

« Un point surtout avait considérablement
excité ma curiosité.

« Le deuxième blessé, au dire de son compa-
gnon d'infortune, portait sur le prépuce deux
petites plaies en suppuration & douloureuses.
L'une des aines commençait à se tuméfier & à
gêner les mouvements du membre pelvien correspondant. Je demandai à le voir, & je constatai quatre chancres en pleine activité, avec une
mono-adénite inflammatoire.

« Je prescrivis des pansements avec le vin aromatique au premier malade, & quelques jours
plus tard tout avait disparu; au second, des lotions
émollientes, sangsues & cataplasmes dans la région
inguinale. Les chancres s'amendèrent peu à peu,
le bubon fut ouvert, & la guérison des accidents
locaux ne tarda pas à être obtenue.

« Il me restait à visiter l'arme empoisonnée qui
avait causé tout ce ravage.

« La détentrice fit d'abord quelque résistance &
finit par s'exécuter. Je reconnus alors un magni-
fique chancre induré de la fourchette, avec une
double adénite indolente multiple; &, malgré mes
investigations minutieuses & réitérées, il me fut

impossible de rien reconnaître de plus dans aucun des points de l'organe soumis à mon examen le plus attentif.

« *Un chancre induré* sur l'un de mes deux malades & *quatre chancres mous* sur l'autre, tels avaient été les résultats de la journée.

« *Ces accidents émanaient d'une même source*, le chancre induré de la fourchette. Les uns & les autres étaient apostillés par les signes adénopathiques distinctifs.

« Plus tard, les événements attendus se manifestèrent : chez la jeune fille, objet de ce débat, une roséole ; chez le premier blessé, des ganglions céphaliques, puis des plaques muqueuses à la gorge. Quant au deuxième blessé, après six mois & demi, rien de semblable ne s'est encore montré. » (M. Rey, de Grenoble, *Annuaire de la Syphilis*, Lyon 1859, p. 83.)

Un second fait semblable a été récemment publié par M. Cullerier.

« Deux jeunes collégiens, l'un de seize, l'autre de dix-sept ans, voient l'un après l'autre la même femme. Au bout de huit jours, celui qui avait exercé le coït le premier me consulta pour un chancre mou suivi d'adénite suppurée. L'autre se réjouissait d'avoir échappé à la contagion, lorsque le dix-neuvième jour, il vit à la face interne du prépuce se développer une petite papule, laquelle s'ulcéra bientôt & prit tous les caractères du chancre induré avec adénopathie multiple & indolente.

Le premier malade resta indemne d'accidents constitutionnels; le second eut une syphilis générale ordinaire. La femme, que j'examinai vingt-cinq jours après, portait sur une des grandes lèvres une induration cicatrisée, mais encore très-reconnaissable, & un engorgement des ganglions inguinaux. » (Cullerier, *Précis iconographique des maladies vénériennes, Introduction,* p. 35.)

IX.

La syphilis, guérie en apparence, peut se maintenir dans l'organisme à l'état latent, & reproduire tout à coup de nouveaux accidents, dont le pouvoir contagieux n'est que trop certain. De là le danger que présente toute cohabitation suivie avec une personne qui en a été atteinte; danger d'autant plus grand, que la maladie remonte à une époque moins éloignée. (Sect. ix. aphor. 8.)

Comme exemple de ce danger, je citerai entre autres le fait suivant :

Au mois de juin 1866, un jeune homme de vingt-quatre ans, étudiant en droit, vint me consulter pour une érosion chancreuse située sur le côté droit du sillon glando-préputial, & dans laquelle il était facile de reconnaître un chancre infectant. Mon diagnostic étonna beaucoup le malade, attendu, me disait-il, que depuis environ huit mois il n'avait vu d'autre femme que sa maîtresse, avec laquelle il vivait dans des conditions d'intimité telles, qu'il lui paraissait impossible qu'elle eût pu prendre ailleurs le mal qu'elle lui avait communiqué.

Le lendemain il m'amena cette femme, que je reconnus aussitôt. Je l'avais traitée deux ans auparavant pour une syphilis dont elle se croyait complétement guérie, me dit-elle, ne s'étant aperçue depuis d'aucun autre accident. L'ayant examinée, je trouvai sur la face interne de la grande lèvre gauche une plaque muqueuse en voie de réparation, laquelle me parut être évidemment la source où mon malade avait puisé son chancre. La position de cette plaque & les circonstances mêmes du fait qui m'était soumis ne pouvaient me laisser aucun doute à cet égard.-

Ce fait & plusieurs autres semblables dont j'ai été témoin ne justifient que trop la nécessité que j'ai fait ressortir dans un de mes livres [1], de soumettre à une surveillance spéciale les prostituées atteintes de syphilis constitutionnelle.

X.

La syphilis constitutionnelle a constamment pour point de départ un chancre, & spécialement un chancre induré, lors même qu'elle a été transmise par le produit d'un accident secondaire. (Sect. x, aphor. 20.)

C'est le 13 février 1856, devant la Société médicale du Panthéon, que je formulai pour la première fois ce principe, qui aujourd'hui est

1. *Du chancre produit par la contagion des accidents secondaires de la syphilis.* Paris, 1860; pages 72 & suiv.

reconnu & accepté par tous comme une des lois fondamentales de la syphiliographie.

Ne pouvant retracer ici l'histoire complète de cette découverte, je renvoie ceux de mes lecteurs qu'elle pourrait intéresser, à mon *Traité des maladies vénériennes*, pages 444-480. Je crois néanmoins utile, vu l'importance du sujet, de reproduire l'extrait suivant du rapport de M. Cullerier à la Société impériale de chirurgie, rapport qui a fait époque dans la science, & où se trouve exposée de main de maître la grande question, si longtemps débattue parmi nous, de la contagiosité des accidents secondaires.

« Je ne vous rappellerai pas, messieurs, les nombreux débats qu'a soulevés de notre temps la contagiosité de la syphilis secondaire, niée par les uns, affirmée par les autres, avec une ardeur & une conviction égales des deux côtés. Des faits cliniques, & mieux que ces faits, leur interprétation satisfaisante, des expériences hardies & renouvelées malheureusement en assez grand nombre ont mis fin à tant de discussions, en donnant raison à ceux qui défendaient le dogme de la contagiosité.

« Maintenant que la question est jugée, & que sont éteintes les passions qui s'agitaient autour d'elle, on se demande, non sans quelque étonnement, comment elle a pu donner lieu pendant si longtemps à de telles controverses. Sans doute l'observation clinique, en ce qui touche la syphilis, est souvent entourée de grandes difficultés ; mais, quelque nombreuses que puissent être ces difficultés, elles ne suffisent pas pour expliquer une aussi complète divergence d'opinions. La raison en est ailleurs. Elle est, suivant moi, dans le peu de précision apporté par les contagionistes à l'étude & au développement de la question, dans l'obscurité qu'ils n'ont pas su dissiper, touchant le principal élément du problème à résoudre.

« Tous, en effet, se bornaient à dire : Les symptômes secondaires de la syphilis sont contagieux ; voici des observations, voici des expériences, regardez & croyez. C'était beaucoup, sans doute, mais cela ne suffisait pas pour entraîner la conviction. Il fallait encore s'expliquer sur les caractères & sur la nature de la lésion transmise, dire *sous quelle forme primitive se manifeste la contagion secondaire*, par quel accident débute la syphilis ainsi communiquée. C'était là, vous le comprenez, messieurs, le point capital de la question, & cependant aucun auteur ne semblait s'en préoccuper, aucun n'avait dégagé le mystère de cette contagion.

« Privées de cet élément nécessaire, observations & expériences des contagionistes, si bien faites qu'on les supposât, prêtaient le flanc aux interprétations de leurs adversaires, qui, loin d'en être ébranlés, s'en faisaient une arme pour la défense de leur opinion.

« La doctrine de ces derniers, qui était aussi la mienne, reposait sur ce principe que la syphilis

a constamment le chancre pour point de départ.
Le chancre, disait-on, est à la vérole constitutionnelle ce que la morsure du chien enragé est à
l'hydrophobie, car jamais nous n'avons vu la syphilis débuter d'emblée par ses formes constitutionnelles, l'héréditaire exceptée, bien entendu.

« Les expériences d'inoculation faites par Hun-
ter, en petit nombre il est vrai, mais reprises &
poursuivies sur une large échelle par M. Ricord,
à une époque où les caractères des deux variétés
de l'ulcère primitif étaient moins connus, nous
avaient fait admettre une différence absolue de
propriétés entre la matière sécrétée par le chancre
& celle des lésions secondaires : la première
s'inoculant le plus souvent avec succès sur le
malade lui-même, la seconde demeurant presque
invariablement stérile.

« De cette différence que la lancette traduisait
ainsi en un fait matériel, évident pour tous, nous
avions tiré comme conclusion cet autre principe,
que le chancre seul reproduit le chancre.

« La conséquence de ces deux principes nous
conduisait forcément à nier la transmission par
contagion directe de la syphilis constitutionnelle.

« Le chancre, disions-nous, est le point de
départ obligé de la syphilis ; or le chancre seul
produit le chancre : donc les accidents secondaires
ne sont pas contagieux.

« Ainsi appuyée sur l'expérimentation & sur
une logique qui avait bien quelque rigueur, notre
conviction nous paraissait, devait nous paraître

inébranlable. Pour y faire entrer le doute, il eût fallu nous dire & surtout nous prouver par des faits que l'une des prémisses de notre raisonnement était fausse. Or c'est ce que ne faisait aucun de nos adversaires. Tous se bornaient, comme je l'ai dit plus haut, à attaquer simplement notre conclusion en alléguant des observations & des expériences de transmission, dont le point de départ, c'est-à-dire l'accident initial, n'était pas indiqué, ou du moins n'était signalé que d'une manière vague & insaisissable.

« Cependant, s'il était absolument vrai que la syphilis débutât toujours par le chancre, était-il également certain que le chancre seul produisît le chancre ? Les expériences sur lesquelles M. Ricord avait établi ce dernier principe n'avaient été pratiquées que sur les malades eux-mêmes, répétons-le bien haut à sa louange ; car si notre collègue a fait fausse route au point de vue scientifique, & si d'autres l'ont suivi dans cette voie, jamais pour appuyer sa doctrine, il ne s'est cru en droit de disposer de la santé d'autrui & d'expérimenter sur des sujets bien portants.

« Or le pus des lésions secondaires, inoculé à un individu sain, ne pouvait-il pas, lui aussi, engendrer le chancre ? S'il en était ainsi, la contagiosité de la syphilis constitutionnelle était démontrée, & le problème si longtemps débattu recevait enfin sa solution la plus acceptable &, disons-le, la plus conforme à la loi de développement de maladies virulentes, qui toutes commencent invariablement par leurs symptômes initiaux ou prodromiques, quelle que soit la période plus ou moins avancée de la maladie qui en a transmis le germe.

« En effet, si les lésions secondaires de la syphilis sont contagieuses, c'est évidemment parce qu'elles recèlent le virus vénérien ; or ce virus, quelle que soit la source où on l'a puisé, est un, & toujours, quant à sa nature, identique avec lui-même. Donc il doit, transporté sur un individu sain, reproduire la série complète des accidents propres à la syphilis, c'est-à-dire la maladie tout entière, en commençant par le chancre, qui en est la première manifestation.

« C'est en 1856 qu'un de nos jeunes confrères, M. le docteur Edmond Langlebert, saisit le premier le fait de la transmission de la vérole secondaire par le chancre. Une seule observation clinique le lui avait révélé ; mais telle était sa confiance en cette observation suivie pas à pas, qu'il n'hésita point à l'ériger en une loi pathogénique qu'il formula de la manière suivante : LA SYPHILIS CONSTITUTIONNELLE A CONSTAMMENT POUR POINT DE DÉPART UN CHANCRE, ET SPÉCIALEMENT UN CHANCRE INDURÉ, LORS MÊME QU'ELLE A ÉTÉ COMMUNIQUÉE PAR LE PRODUIT D'UN ACCIDENT SECONDAIRE [1].

Deux ans plus tard, en 1858, M. Langlebert

---

1. *Extrait des procès-verbaux imprimés de la Société médicale du Panthéon,* seance du 13 février 1856.

publia dans le *Moniteur des hôpitaux* un mémoire
sur le même sujet, où sont exposées avec détail
les premières observations qui aient paru dans la
science pour montrer le chancre comme première
conséquence de la contagion d'accidents secondaires.

« Depuis ce temps, les observations de ce
genre se sont multipliées. Le nouvel ouvrage de
M. Langlebert[1], dont j'ai l'honneur de vous rendre
compte, en contient six autres où l'on voit le
chancre induré avec sa pléiade ganglionnaire
caractéristique, prendre naissance à la suite de
rapports entre sujets sains & sujets affectés de
syphilis constitutionnelle.

« Messieurs, à notre époque d'observation &
de libre examen, il est rare qu'une idée nouvelle,
lorsqu'elle porte en soi le germe de la vérité,
tarde longtemps à se faire jour & à conquérir des
adhérents. Aussi celle de M. Langlebert, malgré
sa date récente, a-t-elle été l'objet de travaux
déjà nombreux, qui ont puissamment contribué à
la populariser..... » (*Rapport lu à la Société de
chirurgie, dans la séance du 13 février 1862.*)

Parmi les travaux auxquels M. Cullerier faisait
ici allusion, je citerai, pour ne rappeler que les plus
remarquables, ceux de MM. Rollet & Diday de
Lyon, Alphonse Guérin, Guyenot, Jules Davasse,
Pellizzari & Galligo de Florence. Rendons surtout

---

1. *Du chancre produit par la contagion des accidents
secondaires de la syphilis.* Paris, 1860.

hommage à ce dernier médecin, qui poussa l'amour de la science jusqu'à faire sur lui-même une expérience décisive, dont le résultat devait achever de convaincre les plus incrédules, & assurer définitivement le triomphe de la nouvelle doctrine.

XI.

La très-petite proportion des enfants qui apportent la syphilis en naissant, comparée au grand nombre des hommes qui se marient après avoir eu la vérole, prouve la rareté de la transmission de cette maladie par l'influence exclusive du père, rareté telle, qu'elle a pu conduire d'éminents syphiliographes à nier formellement l'hérédité paternelle. (Sect. XIII, aphor. 3.)

Vassal fut le premier qui rejeta formellement la transmission de la syphilis du père à l'enfant[1]. Avant lui, Astruc avait déjà fait observer qu'il y avait des différences à établir, & que l'infection par le père est beaucoup moins fréquente & moins certaine que la contamination par la mère.

De nos jours, M. Cullerier, dans un mémoire fort remarquable[2], s'est élevé contre la transmission paternelle, &, à l'exemple de Vassal, l'a formellement niée. M. Bouchut, dans son livre sur les maladies des enfants, sans être aussi ex-

1. *Mémoire sur la transmission du virus vénérien de la mère à l'enfant.* Paris, 1807.
2. *De l'hérédité de la syphilis* (Mémoires de la Société de chirurgie, 1857 ; t. IV, p. 230).

clusif, considère l'infection par le père comme un fait au moins douteux. Plus récemment encore, le docteur Charrier a publié dans les *Archives* plusieurs observations à l'appui de cette thèse.

Enfin, un de mes élèves les plus distingués, M. le docteur H. Mireur, de Marseille, auteur d'un excellent travail sur l'hérédité de la syphilis, est arrivé à la même conclusion : « Quand nous réfléchissons, dit-il, que sur un point de doctrine aussi important, la science n'offre qu'un petit nombre de preuves concluantes, nous nous croyons autorisé à penser que la syphilis héréditaire par influence paternelle est extrêmement rare & exceptionnelle. » (*Essai sur l'hérédité de la syphilis,* Paris, 1867.)

Telle est aussi mon opinion. J'ajouterai même qu'en ne tenant compte que de mon expérience propre, je serais conduit à nier absolument l'hérédité paternelle de la syphilis ; car je déclare n'avoir jamais vu, dans ma pratique, des enfants vérolés naître de pères syphilitiques, sans que la mère ait été elle-même préalablement infectée. Que de clients je pourrais citer, qui se sont mariés après avoir eu la vérole, quelques-uns même en pleine période secondaire, & dont les enfants n'ont jamais présenté le plus petit symptôme qui rappelât la maladie paternelle !

XII.

Le mercure guérit les accidents secondaires de la syphilis, mais il ne les prévient pas. (Sect. xiv, aphor. 12.)

Nous devons à M. Évariste Michel, mon collaborateur & ami, une observation fort curieuse, & qui prouve bien que le mercure n'a, contre la syphilis, aucune action préventive.

« Si le mercure, dit-il, prévenait la syphilis, il semble que les ouvriers occupés dans les ateliers où s'emploie ce métal devraient acquérir une sorte d'immunité contre la vérole. L'expérience dément cette supposition, & je compte à cet égard plusieurs observations qui le prouvent. J'ai eu occasion de voir tout récemment, au mois d'août de l'année dernière, deux frères, tous deux étameurs de glaces, ayant contracté avec la même femme des chancres infectants, & étant l'un & l'autre en pleine vérole constitutionnelle. Cependant le traitement interne, mis en usage dès l'apparition de l'accident primitif, avait été longtemps précédé chez eux de cette absorption incessante de vapeurs mercurielles à laquelle leur profession les exposait. » (Extrait de mon *Traité des maladies vénériennes*, p. 583.)

Mais s'il est vrai que le mercure soit impuissant à prévenir les accidents généraux de la syphilis, il n'est pas moins certain, qu'administré en temps opportun, il les atténue & en abrége la durée. Aussi répéterai-je, en terminant, ce que j'ai dit dans le cours de cet ouvrage :

« En présence d'un chancre spécifiquement induré, attendre pour prescrire les antisyphilitiques que la maladie se soit manifestée sous ses formes secondaires, est une pratique mauvaise & irrationnelle. Pourquoi retarder la défense, quand déjà l'ennemi est dans la place ? »

FIN.

TABLE

DES MATIÈRES.